中和

中和推拿疗法

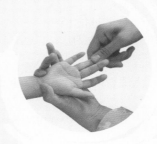

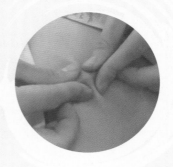

主编 刘应科

U0300462

人民卫生出版社

·北 京·

版权所有，侵权必究！

图书在版编目（CIP）数据

中和小儿推拿疗法 / 刘应科主编. -- 北京 ： 人民卫生出版社，2024. 8. -- ISBN 978-7-117-36713-4

Ⅰ. R244. 15

中国国家版本馆 CIP 数据核字第 2024FP8907 号

人卫智网	www.ipmph.com	医学教育、学术、考试、健康，购书智慧智能综合服务平台
人卫官网	www.pmph.com	人卫官方资讯发布平台

中和小儿推拿疗法
Zhonghe Xiaoer Tuina Liaofa

主　　编：刘应科
出版发行：人民卫生出版社（中继线 010-59780011）
地　　址：北京市朝阳区潘家园南里 19 号
邮　　编：100021
E - mail：pmph @ pmph.com
购书热线：010-59787592　010-59787584　010-65264830
印　　刷：北京盛通印刷股份有限公司
经　　销：新华书店
开　　本：710×1000　1/16　印张：17
字　　数：251 千字
版　　次：2024 年 8 月第 1 版
印　　次：2024 年 9 月第 1 次印刷
标准书号：ISBN 978-7-117-36713-4
定　　价：89.00 元
打击盗版举报电话：010-59787491　E-mail：WQ @ pmph.com
质量问题联系电话：010-59787234　E-mail：zhiliang @ pmph.com
数字融合服务电话：4001118166　E-mail：zengzhi @ pmph.com

编委会

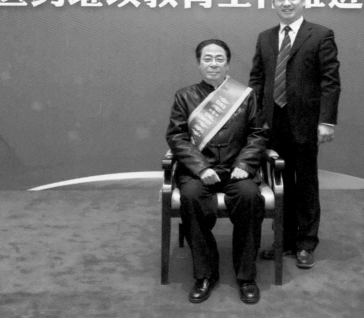

刘应科主任与国医大师孙光荣合影（2017 年）

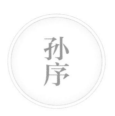

孙序

　　小儿外治疗法有着悠久的历史,其雏形是早期人类社会实践及生活经验的积累,是有根据的,是经得起检验的。然而,外治疗法在发展历程中并不是一路高歌。受"男女授受不亲""身体发肤,受之父母,不敢毁伤"等观点影响,外治疗法曾长久地徘徊不前。欣逢盛世,革故求新,中医药发展呈现一派欣欣向荣的态势,中医药的发展迎来了真正的春天,外治疗法亦受到了高度的重视。

　　小儿推拿疗法是推拿法中的一个重要分支,亦有着悠久的历史。早在殷商时代的甲骨文中就有相关的文字记载,迨至《黄帝内经》亦有诸多记载,并有推拿桥弓的原始记载。始至明代中后期,《小儿按摩经》的问世标志着小儿推拿学的形成。此后小儿推拿大家如雨后春笋般地冒出,精彩纷呈,百家争鸣,形成了诸多流派。

　　贤契刘应科主任,先后求学于湖南中医药大学、北京中医药大学,受过系统的中医院校教育,专攻中医儿科学,后又求学于吾,拜于门下,继而成为国家中医药管理局第六批全国老中医药专家学术经验继承工作继承人,勤于学习,善于思考,仁爱厚道,在院校教育和师承教育方面均有精进与心得。于2011年开设小儿捏脊门诊,博采众长,融汇诸家,采用推拿手法解决儿科疾病,受到广大家长及患儿的好评,亦为科室及医院增添了特色。基于良好的疗效及口碑,推广其余小儿外治疗法,凡25种,在儿科门诊、病房进行全面推广,取得了较好成绩,获得了医院领导及兄弟科室的高度关注及支持。继而开展全区、全市及至全国的小儿中西医结合外治疗法学术交流,我以致辞、致信、题词等多种形式表示鼓励及支持。目前,以小儿外治疗法为特色的儿科已成为"北京中医药学会中医外治技术培训基地""北京市中西医结合旗舰科室""北京市区域特色重点专科""北京市十四五重点专科""京津冀儿童外治疗法联盟总部基地""国家中医药管理局东城区中医药示范改革基地的外治平台"等。

我在临证之余亦采用外治疗法，如坐浴治疗外阴炎，吹喉治疗喉痹，蘸清水推拿治疗发热等。有的在临证现场施展，疗效确切，患者当场表示症状有缓解，盖外治疗法有确切的疗效。非常欣慰的是贤徒能够传承外治、重视外治、实践外治，进而弘扬外治。尤其是小儿推拿疗法，他们积累了一定经验，形成了固定套路，塑造了一些特色，打造了一个治疗团队，形成了一定的口碑。

我提出中和学术思想，门人推广为"中和医派"，观刘应科主任团队小儿推拿理念及推拿套路，已得中和学术思想精华，并且融入了中和学术思想，堪称"中和医派小儿推拿疗法"，我进一步总结这种推拿治法的基本法则为"调和气血，内外兼治"，并书以赠之。

中和小儿推拿疗法具备八大特点，即：①严守中和理论，谨循儿童特点；②恪守中医思维，遵循经络穴位；③注重调和气血，燮理阴阳平衡；④兼顾升降平衡，手法轻快柔和；⑤主张辨证施推，注重三因制宜；⑥主症主穴主推，随症加减施推；⑦重视穴位功效，简化手法套路；⑧博采众家之长，融会贯通创新。这些特点，亦正是临床疗效的保证，尤其遵守中医理论、恪守中和思想、注重中医思维，这是非常难能可贵的，亦是我经常倡导的"任何一个中医都不能离开中医临床思维"的体悟与实践。

今逢《中和小儿推拿疗法》付梓出版，邀我作序，欣然答应，希冀再接再厉，再创辉煌，进一步形成中和的小儿推拿特色，发挥学院教育的系统性优势作用，实践中医理论，创新中医操作，打造小儿推拿队伍，形成合力，共为儿童健康事业保驾护航，善莫大焉！

国医大师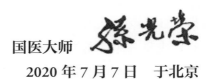

2020 年 7 月 7 日　于北京

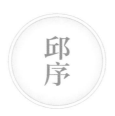

邱序

时下，我国有中医、西医、中西医结合三支队伍，中西医并重已经成为卫生发展的基本国策，亦是我国特色，也是保障我国民众健康卫生的重要措施。

中医药学有着悠久的历史，亦承载着中医文化发展脉络的精髓。习近平总书记指出："中医药学是中国古代科学的瑰宝，也是打开中华文明宝库的钥匙。"中医药学不仅是中华文明的承载，更是华夏子孙得以绵延的健康保健工具。中医药学历久弥新，重要的原因就是能够真正地解决临床问题，有确切的临床疗效。因此，中医药学具备恒久的生命力，不只是过去、现在，未来更是这样。这是有识之士的共识。随着《中华人民共和国中医药法》的正式实施，中医药的发展更是迎来了真正的春天。

北京市和平里医院系东城区卫生系统内老牌的西医院，亦是在大力发展、壮大中医药的潮流中，成功转型并晋级为一所三级甲等中西医结合医院。这几年在各级领导的大力支持下，在全院职工的精诚团结下，有了长足的进步，尤其在中医药文化与临床实践方面，有了质的飞跃，已经成为区域内中西医结合诊疗中心，并且形成以外治为特色的中西医结合医院。

在这发展过程中，得到了国医大师孙光荣、山东省名中医于娟等专家的鼎力支持。刘应科博士就是当中具有代表性的优秀一员。他是医院儿科主任、和医堂主任、名中医工作室主任，在北京中医药大学完成硕士、博士的学院教育，继而师承孙光荣教授，在学院教育及师承教育方面均有成长与进步，并且学以致用，在医院率先开展了小儿捏积门诊，获得了广大家长及患儿的好评，继而在全科推广外治疗法，以中医外治疗法为主导，总共开展25种外治疗法，尤其重视小儿推拿疗法和穴位贴敷疗法。开发穴位贴敷23种，其中小儿生长贴、小儿消脂贴、小儿通便贴、小儿退热贴等备受欢迎，在区域内形成了一定口碑。不仅如此，更有来自黑龙江、内蒙古、新疆、上海等地的患者，专门"奔贴而来"，有的是托人邮寄，形成了一种重视外治疗法、关注外治疗法、接受外治疗法的良好现象。

刘主任重视中西医结合，对中西医结合建设与发展有一定的认识，强调"学不分南北，人不分中西，治不分内外，术不分医护"，只要能服务人民群众的医疗方法都是好办法。

中西医结合是我国特有的医疗体系，仍然存在诸多的问题。首先，中西医结合尚未形成系统的中西医结合理论，需要更多的实践与探索。其次，中西医结合的队伍还非常薄弱。我经常与刘主任探索中西医结合建设与发展问题，相聊甚欢，一致认为目前可以中医、西医两条腿走路，但是两条腿都要一样的长、一样的硬，这样才能较好地驾驭中西医结合，实践中西医结合，探索一些中西医结合优势病种，从而摸清哪些病可以中西医结合治疗、哪些病可以先中医后西医治疗，哪些病可以先西医后中医治疗，哪些病不适合中西医结合治疗，进而总结规律，抽象成理论，形成系统，指导临床。

外治疗法同样需要中西医结合，如用中药雾化治疗就是一种良好中西医结合的范式。刘主任团队在中西医结合外治疗法方面做了一些探索，并且围绕外治疗法申报了一些课题，撰写了一些文章，开展了一些学术交流。近年来，医院连续举办的东城区、北京市、全国的儿童中西医结合外治疗法学术研讨会，已经受到业界的广泛关注及好评。他们在此基础上，成立名老中医工作室、特色外治护理门诊、外治疗法中心，均取得了一定的成绩。

小儿推拿疗法是一种安全、绿色、有效的良好方法，非常欣慰刘主任团队专注于该类治疗方法。刘主任为国医大师孙光荣的入室弟子、学术继承人，秉承中和学术思想之精华，其小儿推拿疗法治疗效果可靠安全，仔细揣摩，更发现其特色，遵《小儿推拿三字经》行文风格，不揣鄙陋，特总结如下：

秉中和,求平衡,

调气血,理阴阳,

平升降,衡出入,

重理论,遵经穴,

体儿童,有思维,

取穴多,辨施推,

重主证,重主穴,

重主推,有加减,

重点按,手法洁,

汇百家,寻求新,

入手难,要求高,

疗效卓,有保障。

恰逢本书付梓,欣然应允作序,希冀再接再厉,深研精耕,扩大团队,扩大影响,为医院的发展乃至儿科健康事业的发展做出更大的贡献。

北京按摩医院　邱丽漪

2020 年 7 月 10 日　于北京

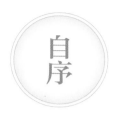

自序

儿童强则少年强,少年强则国强。儿童的健康关乎国家的未来,更关乎千千万万个幸福的家庭!然而,儿科大夫严重不足,儿童药物严重匮乏,儿童超说明书用药的情况非常普遍,儿童药物不良反应普遍等问题广泛存在,儿童健康的保障受到一定程度制约。笔者长期奋战在儿科一线,深知"儿童不是成人的压缩版",在接诊过程中,对儿童常见疾病的治疗做了一定的思考,基于儿童的"脏腑娇嫩、形气未充""易寒易热、易虚易实"的生理和病理特点,思索出5种治疗原则,供各位同仁及家长参考,希望对医患沟通有所帮助,对缓解家长焦虑有所助益,对儿童的疾病康复有所帮助。善莫大焉!

1. 可食疗不药疗

食疗在中国有着悠久的历史,药食同源是我们一直倡导的,我们常食用的大米、小米、薏米亦可以作为药物。

儿童常见的消化系统疾病跟饮食密切相关。轻度腹泻的患儿,可清淡饮食,煮薏米粥喝;便秘的患儿,可以用较大剂量的生白术煮水喝,当然煮好的白术也可以直接吃,若还有腹胀,加点萝卜的种子,也就是中药的莱菔子,对于理气有较好的帮助。感冒的患儿,尤其是初期用豆豉、葱白煮水喝,还可以用生姜煮红枣水喝。在南方的某些地方,冬天接待客人不是用茶,而是用桂圆煮红枣水,讲究一点的会加一个鸡蛋,以散寒预防感冒。中暑的患儿可以用藿香煮鸡蛋汤喝。皮疹的患儿,可以用香菜煮水喝。类似的例子举不胜举,这些方法是确确实实能够解决问题的,是我们老祖宗几千年的经验积攒。这些方法家长可以从老人身上学,可以咨询专业人士,还可以加强自我的学习,自己积极主动想一下办法,就能够将问题消灭在萌芽状态。

2. 可外治不内服

外治疗法有着悠久的历史,已经成为祖国医学的一大特色,并且有着确切的疗效。外治疗法种类繁多,如推拿疗法、穴位贴敷、针灸疗法、耳穴压丸等。儿童对服用草药、中成药是相当困难的。外治疗法不用口服药物,避免了吃苦药的困境。外治疗法能够解决这个难题,大大地提高患儿的依从性。笔者多次采用藿香正气口服液外用敷脐,取得良好的疗效。儿童的捏积疗法、刺四缝疗法对于厌食、疳积有良好的疗效,推拿按摩能够解决呼吸系统、消化系统的诸多常见疾病。家长朋友有时间、有兴趣可以自学推拿手法,经常给自己孩子做。我们在小儿推拿门诊的时候也会常常教家长一些基本手法。

外治疗法经肌肤和腔道药物吸收,大大地减少了不良反应,手法、器械、物理介质的干预是通过调节神经内分泌系统,激发气血、疏通经络,达到调理脏腑、治疗疾病的作用,基本没有什么不良反应。有些大夫和患者轻视外治疗法,认为这类方法不能治疗疾病,实在是一种误区。俗话说"良医不废外治",疗效可能慢点,但从安全性而言,患者是受益的,我们应该多一份包容与理解。

3. 可口服不输液

输液可以很快将药物输入人体,在短时期内达到较高的浓度,对于危急重症,能够起到很好的救治作用。但是输液也存在诸多的弊端,能够引起输液反应,甚至过敏性休克。输液的危害性已经形成共识。有识之士已经提出输液泛滥现象,且该现象得到了一定程度上的缓解,但还是不够。

很多患儿家长非常焦虑,迫切地想要孩子早点好起来,多在复诊的时候提出来输液要求,认为病很重了,应该输液了,或者觉得输液会好得快点,有的甚至在首诊的时候提出来输液。这种心情是可以理解的,但是我一般会判断,然后拒绝,继而解释原因。我们门诊之前的输液率在 20% 左右,以前的输液室可以说是门庭若市,比菜市场还热闹,现在输液率不到 2%,宽敞的输液室变成了小儿推拿室、外治疗法室。患儿流通性提升了,大量感染性的患儿因输液需要在医院停滞较长时间的现象解决了,大大地减少了院内的交叉感染现象。

4. 可门诊不住院

住院有其便利性,但是也存在一些弊端,诸如费用过高,环境不利于疾病的康复,存在院内感染的风险等。很多家长主动要求住院,以为拥有了一个健康保险箱,这下就高枕无忧了,其实大可不必。住不住院最好由大夫评判,有一些肺炎、腹泻尚可以口服药物,在家治疗,并不一定要在医院住院治疗。合理地选择门诊不住院能够使得真正需要住院的患者有院可住,能够节约医疗资源,真正缓解住院难的问题。

5. 可小儿不成人

儿童药物匮乏是一个世界问题。受群体及市场规律影响,儿童药物不到成人药物的十分之一。在儿童的真实临床世界中,存在广泛使用成人药物等超说明使用情况,即使有的说明书载有"小儿酌减"或"遵医嘱"等,但是客观而言,大夫也只能是宏观指导,并不能精准。成人药物并没有做过儿童的临床观察,在儿童的安全性方面不能保障。况且,儿童器官、组织、细胞各方面发育不完善,功能不健全,对于药物的代谢不如成人,虽然减量了,难免有更大的不良反应的发生,故而临床用药建议尽可能地用儿科专属药物,也呼吁相关部门加大儿科药物的研发与投入。

遵循可食疗不药疗、可外治不内服、可口服不输液、可门诊不住院、可小儿不成人的原则,并不是说不吃药、不输液、不住院、不可吃成人药,关键是要把握一个"可"。小儿容易生病,并且变化迅速,要有一定的判定能力,尤其要学会观察精神状态,评估体温、呼吸、心率等基本生命体征,发现存在异常,要及时就医。就医时要跟大夫主动沟通,知晓各种治疗方法的利与弊。这就要求患儿家属掌握一定的疾病科普知识。

小儿推拿疗法完全符合上述五种原则,是一种安全可靠、绿色有效的治疗方法,并且不采用任何药物,没有严重不良反应的发生,且施术者能与患儿接触,是一种良好的关注与关心儿童的方式。

推拿疗法历史悠久,用之于小儿亦从明代伊始,有丰富的经验,值得推广、值得践行。笔者为国医大师孙光荣教授的入室弟子和学术继承人,研习中和学术思想,验之临床,疗效可靠,而后用来指导小儿推拿的实践和应用,积累了一定的经验,具有一定的心得,特带领团队撰写本书,介绍并推荐中和小儿推拿疗法。希冀广大儿童健康保健工作者、广大家长了解本方法,重视本方法,接触本方法,实践本方法,真真切切为儿童的健康保驾护航!

鉴于编者的水平有限,书中存在不足,敬请指正。

刘应科

2023 年 7 月 3 日　于北京

小儿推拿疗法因其便捷性、安全性、疗效性等优点得到了广泛关注，尤其是不用吃药、不用打针、无不良反应等优势得到了儿科医务工作者及广大家长的关注与推崇。但是无序的发展，使得小儿推拿疗法凸显了一些亟待解决的行业问题，如从业者无准入门槛、施术者无规范操作指南、对于疾病无评估标准、流派纷呈无所遵从等。可见，小儿推拿疗法的推广与应用任重而道远。

小儿推拿疗法的发展应该建立相应的规范，对操作手法、选穴方法、操作时间、补泄手法等，应该有一个比较明确的指导，使得学习者有规范可从。小儿推拿应该遴选相应的优势病种，哪些疾病优先选小儿推拿疗法治疗，如厌食、斜颈等；哪些疾病可以选小儿推拿疗法治疗，如感冒、咳嗽、肺炎、哮喘、腹泻、腹痛等；哪些疾病不能选小儿推拿治疗，如急性传染病、哮喘急性发作期、惊厥急性发作期、癫痫急性发作期等。医务工作者应该有一个相对清晰的界定。

对于小儿推拿治疗的疾病亦应该建立相应的临床评价标准，使得施术者及接受者有疗效评估的标准。可以允许小儿推拿呈现百家争鸣的发展，呈现异彩纷呈的流派，但是总体应该遵循一定的优势病种及疗效评估标准，不能夸大其词，更不能大包大揽，包治百病。应该适当提升小儿推拿的从业门槛，制定比较规范的从业准入门槛，务必有成熟的技术与合格的品德，方能从事该行业。因此，鼓励医疗院校毕业生从事小儿推拿工作，鼓励联动科研院所，加强小儿推拿的相关机制研究。

围绕这些需要改进的问题，我科多年来致力于儿童外治疗法的实践与研究，尤其是重视小儿推拿疗法，在医院率先开设小儿捏积门诊，受到了广大家长及患儿的好评。在实践的过程中，我们力争规范操作，在参考各种小儿推拿流派特点的基础上,结合国医大师中和学术思想,加之心得体悟,总结固定了我们自己的中和小儿推拿操作套路,在全科进行培训与考核,获得了一致性的效果。如制定了中和小儿捏积套路、中和小儿斜颈套路、中和小儿咳嗽套路、中和小儿发热套路等,同时我们还开展了"中和小儿推拿干预儿童发热的临床疗效及安全性观察""中和小儿推拿干预儿童发热的机制研究""中和小儿推拿干预儿童发热的护理操作及体悟"等研究,积累了一定的经验。

我们强调,从事小儿推拿工作应该具有一定的中医理论,应该掌握中医基础理论、中医诊断学、中药学、方剂学、局部解剖学、针灸学、中医儿科学、小儿推拿学等内容。必须在掌握理论的基础上指导临床实践,方能有良好的疗效及可靠的安全性。

中和小儿推拿主张简洁的手法,推崇按、摩、推、拿、点、运、掐等简单手法,尤其对穴位,多可以采取点按的方法,以达到针刺相应的效果。当然,亦可结合运土入水、水底捞月等儿童特色复式手法。

综合而言,我们在中和小儿推拿方面积累了一定经验,形成了一定的特点。如:严守中和理论,谨循儿童特点;恪守中医思维,遵循经络穴位;注重调和气血,燮理阴阳平衡;兼顾升降平衡,手法轻快柔和;主张辨证施推,注重三因制宜;主症主穴主推,随症加减施推;重视穴位功效,简化手法套路;博采众家之长,融会贯通创新。

这些经验值得借鉴,供儿科大夫、儿科保健师以及从事儿童健康工作者参考实践。当然,本书也适用于广大家长朋友。大家可以简化学习流程,径直从疾病推拿套路入手,照葫芦画瓢,完成小儿推拿的实践,也是良好的亲子活动。

本书配套了完整的点穴、手法、疾病套路的图片与视频操作,具有良好的示范作用。

鉴于我们学识有限,本书存在一些不足,亦希冀各位同道及践行者指正。

编委会
2023 年 8 月 11 日

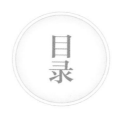

目录

第一章 | 小儿推拿概述

第二章 | 小儿推拿基础

第三章　常见小儿推拿穴位

第四章 常见小儿推拿手法

第五章 | 小儿常见病症推拿治疗

第一章

小儿推拿概述

小儿推拿历史源流

小儿推拿疗法是基于中医药理论,根据儿童的生理、病理特点,运用推拿手法作用于小儿一定部位,达到治疗与保健作用的一种外治方法。该法不用任何药物,直接作用肌表,具有绿色有效、安全可靠的特点。小儿推拿疗法是中医儿科诊治法与推拿治疗的结合产物,是推拿学的一个重要组成部分,是中医儿科疾病治疗的一种重要外治疗法。

人类对疾病的干预与探索开始于外治疗法,尤其在早期人类,在居住条件及饮食条件极其差的情况下,生存是一个巨大的挑战,人类很容易发生疾痛,人类在无意的过程中发现对皮肤的抚摸或者按压具有一定缓解痛苦的作用,通过不断地总结,不断地探索,不断地实践,不断地传承,于是有了越来越多的外治疗法。从现有文献来看,我们认为小儿推拿疗法经历了四个阶段。

一、肇源阶段:夏商周至两汉时期

推拿法古称为按摩法,源自原始社会人类的生产劳动和生活实践。

据考证,早在殷商时期的甲骨文就有按摩和儿科疾病含义的文字记载。

春秋战国时期,扁鹊广泛应用砭刺、针灸、按摩、汤液、热熨等治疗方法。

秦汉时期是中医儿科学发展的重要时期。此时期奠定了中医理论的基本框架以及总结出了临床治疗的基本原则。随着推拿学和儿科学的出现,小儿推拿的治疗方法开始萌芽。

1973 年长沙马王堆西汉古墓出土的《五十二病方》是我国现存最早的医学专著,其中"婴儿病痫方"和"婴儿瘛方"是现今最早小儿推拿治疗的文字记载。尚采用汤匙边缘摩拭小儿病变部位。该法是一种器具按摩方法,后世的刮痧疗法应该源自此。

《黄帝内经》建立的中医学理论、治疗体系对中医儿科学体系的形成有着本质的影响,并且其中有不少文字专门记述小儿生理特点和儿科疾病病因、病理、诊断、治疗、预后和针刺、推拿疗法等。《灵枢·刺节真邪》载:"虚者补之,血而实者泻之,因其偃卧,居其头前,以两手四指挟按颈动脉,久持之,卷而切推,下至缺盆中,而复止如前,热去乃止。"这是现代推拿手法中推桥弓的雏形。

东汉末年,医师张仲景著作《伤寒杂病论》以六经辨证论治外感病、脏腑辨证论治杂病,对中医儿科学辨证论治体系的形成做出了深远贡献。其在《金匮要略·脏腑经络先后病脉证》中首次记载了膏摩法,"若人能养慎,不令邪风干忤经络,适中经络,未流传脏腑,即医治之。四肢才觉重滞,即导引、吐纳、针灸、膏摩,勿令九窍闭塞"。膏摩法,是指应用特制的中药膏涂抹于患处并使用手法按摩的一类操作方法。该方法通过手法和药物的协同作用,不但提高了疗效,而且保护了皮肤,同时也为小儿推拿使用介质奠定了基础。

二、累积阶段:三国至宋金元时期

晋唐时期,是小儿推拿快速发展与累积的重要阶段。

《肘后备急方》中所创指针法、捏脊法、颠簸法至今仍用于小儿推拿的临床治疗当中。"卒腹痛,……拈取其脊骨皮,深取痛行之,从龟尾至项乃止,未愈更为之",是小儿捏脊疗法的雏形,用于小儿食少、疳积和增强体质,流传至今。

隋唐时期设立太医署,按摩成为医学教育四大科之一(医、针、按摩、咒禁),根据《黄帝内经》"十八已上为少,六岁已上为小"的记载,设立了少小科(同今儿科),是医学教育的重要内容和必修课程。按摩科中设立按摩博士、按摩师、按摩工,但并不区分成人按摩和小儿按摩。

隋代巢元方《诸病源候论》中有小儿专论6卷,共计255候,在卷末附有按摩引导的方法。其中摩腹法最有特色,运用过很多。还提出了小儿"不可暖衣……宜时见风日……常当节适乳哺",为后世"欲得小儿安,须得三分饥与寒"提供了启发。

唐代孙思邈《备急千金要方》系统总结了膏摩法,应用膏摩防治小儿疾病,如"小儿虽无病,早起常以膏摩囟上及手足心,甚避寒风",首次将膏摩应用于小儿保健推拿,同时系统地记载了运用膏摩治疗小儿十几种病症的方法。

宋朝将少小科改为小方脉科,使得中医儿科完全独立。钱乙《小儿药证直诀》的问世建立了中医儿科学理论体系,为小儿推拿学的形成和发展建立了基础。钱氏亦被尊称为"小儿王"。

《圣济总录》特设"小儿门"16卷,解析了按与摩,言:"可按可摩,时兼而用,通谓之按摩。按之弗摩,摩之弗按,按止以手,摩或兼以药,曰按曰摩,适所用也。"并将按摩的作用机制分为两大类,即"大抵按摩法,每以开达抑遏为义,开达则壅蔽者以之发散,抑遏则剽悍者有所归宿,是故按一也"。从而使按摩同阴阳、升降等传统中医理论对接。

宋代苏轼与沈括的《苏沈良方》10卷,记载了用掐法治疗脐风。

危亦林的《世医得效方》记载了:"初生大小便不通,腹胀欲绝者,急令妇人以温水漱口,吸咂儿前后心并脐下、手足心共七处,每一处凡三五次。漱口吸咂,取红赤为度,须臾自通。"此法以口吸咂,独具匠心。

宋金元时期,太医局取消了按摩科,推拿学在理论及临床发展方面受到限制。

三、形成阶段:明至清时期

小儿推拿形成于明代中后期,此时期中医学亦有了显著发展,小儿推拿学广泛运用临床推拿之中,并且形成了自己独立的理论体系,其标志是明代《小儿按摩经》《小儿推拿秘旨》《小儿推拿秘诀》这3部小儿推拿专著的相继问世。

《小儿按摩经》是我国现存最早的小儿推拿专著,是明代以前小儿推拿成就的荟萃和总结,其主要学术思想和推拿手法至今仍广泛应用于临床,是小儿推拿学的奠基之作。书中记载二十余种复式推拿手法、主治功效和五十余个小儿特定穴。

明代龚云林《小儿推拿秘旨》继承钱乙中医儿科学理论的学术思想,记载了小儿推拿八法,并对12种复式推拿手法从手法的名称、功效、操作方法和适应证进行了详细的阐述,对小儿推拿的适应证也分门别类地加以论述,对小儿推拿体系的完善起了重要作用。

明代周于藩《小儿推拿秘诀》在介绍诊法和手法的基础上,对拿法、推法、运法论述尤其详细。首次提出了一些特定穴,如肚角、耳后、合骨、鱼肚等,载有多种推拿图谱。

清代张振鋆《厘正按摩要术》创"按、摩、掐、揉、推、运、搓、摇"小儿推拿八法。

清代熊应雄《小儿推拿广意》提倡"先视其病之所在,徐徐推醒,然后进药,不致小儿受苦。则推拿一道真能操造化夺天工矣"。通过推拿增强小儿免疫能力,对小儿的生长发育带来良好的影响。

清代骆如龙《幼科推拿秘书》对推拿操作有简明的介绍,认为分阴阳为"诸症之要领,众法之先声",特别是首次提出了"起式""总收法"的小儿推拿手法,归纳总结了小儿推拿 13 个复式手法。

清代夏云集《保赤推拿法》专门论述推拿操作,介绍了 43 种手法,阐述了推、拿、挤、搓等 11 种手法的操作要领。

清代徐谦光所著《推拿三字经》以三字为句,便于记忆,通俗易懂。

此外,还有《小儿推拿术》《推拿须知》《推拿抉微》《推拿捷径》等,都对小儿推拿做了较系统的论述。

总之,此时期是小儿推拿独立形成和快速发展的阶段,对小儿推拿流传至今并广泛运用于临床起到了至关重要的作用。

四、发展阶段:民国至现代时期

民国时期,小儿推拿广泛活跃于民间,并按照各自地域流行病的特点和民间的要求逐渐形成了各具特色的推拿流派。

中华人民共和国成立后,推拿学整体发展空前繁荣,小儿推拿在此期也得到了快速发展。不少小儿推拿古籍得到了重印和再版,并有不少小儿推拿著作问世,如张汉臣《实用小儿推拿》、金义成《小儿推拿学》等。

近年来,小儿推拿学科发展日趋完善,全国各个高等中医院校逐渐将小儿推拿从推拿学中独立出来,并且编写系统的小儿推拿学教程,使得小儿推拿学成为一门独立的学科，并且培养了一批小儿推拿的专业医生。

　　在现代科研方面，各学者开始广泛运用物理、化学、生物学等现代技术方法对小儿推拿作用原理、疗效等进行深入的研究和改善。如青岛医学院观察胃在推脾土，加运内八卦穴前后的运动以及胃液对蛋白质消化的分解情况，证明推拿能促进胃的运动和消化功能，有力地推动了小儿推拿学的发展。

小儿推拿主要流派

流派是一种社会现象,是古人用河水的流动及分支来比喻不同的派别和团体。流派的产生有历史、文化、地域、风俗等客观因素,尚有个人的阅历、文化水平、感悟与处事能力等主观因素。小儿推拿流派是指在小儿推拿操作与临床运用等方面通过世代传承逐渐形成的具有自身特色和风格的医家群体。流派形成的标志主要有传承链、独特的学术思想、特有的技法特征、代表性的著作与地域性。

小儿推拿独特的治疗体系形成于明代,以《小儿按摩经》《小儿推拿秘旨》《小儿推拿秘诀》3 部小儿推拿专著的问世为标志。随着医家的不同理解,逐渐形成自己独有的治疗风格和推拿方法,对小儿推拿的穴位、手法、操作方法有不同的认识,渐渐形成小儿推拿的不同流派。

目前国内发展较充分,影响较大的儿科推拿流派有山东地区的推拿三字经流派(李德修推拿流派)、孙重三推拿流派及张汉臣推拿流派等,北京地区的小儿捏脊流派,上海地区的海派儿科推拿和湖南地区的刘开运儿科推拿流派。按照地域主要分鲁派、京派、海派、湘派。

一、鲁派

(一)李德修推拿流派

李德修推拿流派又称为推拿三字经流派,代表人物徐谦光及李德修,二者籍贯均为山东胶东地区。徐谦光著《推拿三字经》,李德修著《李德修小儿推拿技法》,李氏师承徐氏。

该派具备 10 大特点：

1. 主张"百脉皆汇于两掌""抓主诉、用主穴""重视纯阳，以清见长""重脾胃、调中土"的学术思想。

2. 通治小儿和成人，认为小儿与成人在推拿方面无区别，采取相同的选穴方法。

3. 取穴少，用独穴，手法简单，一般用穴 1 ~ 3 个，不超过 5 个。总共只有 40 多个穴位，相比传统经络穴，显得非常少。

4. 操作时间长，推拿频率快，每个穴一般推拿 3 ~ 5 分钟，重点穴位可以达 8 ~ 15 分钟。频率多在每分钟 200 次左右。

5. 推与揉，重平衡。推为直线，上下有别。揉为旋转，有逆顺之分。虚者补之，左旋和上推；实者泻之，右旋和下推。

6. 确立"俱左手，男女同"的治疗原则，无论男女，均只推左手。

7. 特色穴位：如脾经位于拇指第一指节桡侧缘，而不是拇指螺纹面；胃经位于第一掌骨桡侧赤白肉际处，而不是手掌面拇指第二节。阳池位于手背一窝风穴上 3 寸，尺桡骨中间，非手腕桡侧之阳池；列缺位于腕关节桡侧凹陷内，非腧穴之列缺；四横纹位于食、中、无名和小指掌指关节横纹，而不是四缝穴。

8. 偏重望诊和五脏辨证。

9. 注重三因制宜，即因时制宜、因地制宜、因人制宜。根据地区南北、气候寒暖、身体强弱、年龄性别，对手法轻重与实践长短有所选择。

10. 手法类同方剂：如清肝经同逍遥散，补脾经同六君子汤，清小肠同导赤散，清胃经同泻心散，推上三关同独参汤，退下六腑同凉膈散，运八卦同补中益气汤，天河水同安宫牛黄丸，揉板门同藿香正气散，清大肠同葛根汤，四横纹同保和丸，小天心同桂枝汤。

（二）孙重三推拿流派

孙重三推拿流派以孙重三为代表。孙重三籍贯山东济南，著有《通俗推拿手册》。

该派具有 5 大特点:

1. 重视天人合一的整体观念,诊病强调望诊与闻诊。

2. 施术多以按、摩、掐、揉、运、推为主。

3. 多采用复式手法。如:打马过天河、黄蜂入洞、水底捞月、飞经走气、按弦搓摩、二龙戏珠、苍龙摆尾、猿猴摘果、赤凤点头、凤凰展翅、按肩井等。

4. 手穴配体穴,相辅相成,增加疗效。手穴操作容易,体现小儿传统本色,体穴接近脏腑,增强治疗作用。

5. 效验穴位,固定成方。开天门、推坎宫、运太阳、运耳后高骨,治疗头面疾病及外感疾病。天柱骨止呕吐。耳背高骨定惊。揉脐和龟尾治疗胃肠病症。分推胸八道治疗呼吸系统疾病。推箕门可以通利小便。

(三)张汉臣推拿流派

张汉臣推拿流派以推拿名家张汉臣为代表。张汉臣籍贯山东,编著《小儿推拿学概要》。

该派具备 5 大特点:

1. 注重"稚阴稚阳""重望诊,审滞色""倡导辨证论治""重视实证、探究机制"的学术思想。

2. 提出"术对""术组"的概念,如:补肾经和揉二马联用以补肾填精为术对,补肾经、揉二马、补脾经、推三关以扶正补虚为术组。

3. 重视补泻,认为补泻有两种含义,一者为补泻手法,一者为补泻治法。

4. 具有特色穴位和手法,如肾顶、肾纹、新建、新设等。

5. 对推拿手法有详尽的论述,如按法、揉法。

(四)张席珍推拿流派

张席珍推拿流派以张席珍为代表。张席珍籍贯山东青岛,编著《小儿推拿疗法》。

该派具有 3 大特点:

1. 重视"切而知病,推切结合""穴位处处有,小儿为大穴""净水和活水理论""天人合一"等学术思想。

2. 全身按摩,套路完整;双手十指,轻快协调;揉与颤结合,频率快,时间短;次第分明等技法特征。

3. 特色穴位和手法,如五经穴、补肾、分阴阳、运八卦。

二、京派

京派主要以捏脊派为代表,以冯泉福为代表。冯泉福籍贯北京,编著《冯氏捏积疗法》。

该派具有 3 大特点:

1. 提倡"重视脾胃""重视阳气,温补立法""协调阴阳,沟通内外""内治外治,殊途同归"的学术思想。

2. 形成独特的冯氏捏脊套路。

3. 配合口服消积散、化痞膏。

三、海派

海派以金义成为代表。金义成籍贯上海,编著《小儿推拿》《小儿推拿图解》《海派儿科推拿图谱》。

该派具有 5 大特点:

1. 兼收并蓄,着重创新。

2. 融汇了一指禅推拿、滚法推拿、内功推拿三大流派的手法。

3. 治疗上重视八法,提出"通法"的应用。

4. 推崇"以痛为腧"寻找穴位。

5. 提出"穴部"的观点。

四、湘派

湘派以推拿名家刘开运先生为代表。刘开运籍贯湖南,出身中医世家,承袭御医,融中药、苗药、推拿于一体。编著《湘西刘开运小儿推拿》。

该派具备 5 大特点：

1. 手法简洁。操作方法简洁,总共总结了推、运、拿、揉、捣、掐六个常用手法。

2. 采用联推。联推即两个穴位连续推拿,如清肝经和清肺经同时操作,退六腑和清胃经同时操作。

3. 采用复式手法。常常将揉法与掐法、按法相结合。常用的有揉中加按法、揉按法、掐后加按法。

4. 以清为主。结合小儿的生理、病理特点,治病选穴以清法为主,主张驱邪第一。

5. 重视开窍。主张透邪外出,给邪气以出路。常采用开窍头部的直推天门、分推坎宫、直推太阳,开窍手部的按揉总筋、分推阴阳。

五、晋派

晋派以任化天为代表。任化天籍贯山西运城,编著《小儿简明按摩法》。

该派具有 3 大特点：

1. 提倡"少小有别""防重与治""先后天统一""经络系脏腑,命根在于脚"的学术思想。

2. 具有"神阙静振法""循经推拿法"的技法特征。

3. 创立特色穴位及手法,如止泻穴、止咳穴、镇惊穴、消食穴。

以上流派均有其理论总结和相关论著。各医家流派的多样化发展对小儿推拿疗法的理论和临床实践发展起到了推动作用。

中和学术思想

中和学术思想是第二届国医大师孙光荣教授创立并提出的。他师承出身，是著名中医临床家、中医药文献学家、中医药文化学者，中医药现代远程教育创始人之一，享受国务院特殊津贴专家，国家中医药管理局全国老中医药专家学术经验继承工作指导老师，全国优秀中医临床人才研修项目培训班班主任，中华中医药学会常务理事。他还是北京中医药大学中医药文化研究院院长，国家中医药管理局中医药改革发展专家咨询委员会委员、中医药文化建设与科学普及专家委员会委员、中医药继续教育委员会委员。受聘湖南中医药大学顾问兼中医学院名誉院长，澳门科技大学荣誉教授，北京市和平里医院名老中医工作室指导老师，北京同仁堂中医大师工作室顾问等。

孙老认为中医学是基于中华文化而产生、发展的，中医学的成长与发展又丰富了中华文化的内涵。

中和，源于"中庸""中行""中道"，是中国古代哲学重要的思维方式。中，即不偏不倚，无太过、无不及的平衡状态；和，是对一切有内在联系的事物进行协调，使之达到和谐状态的过程。因此，中和包含平衡、和谐两个重要思想元素。

《中庸》曰："中也者，天下之大本也；和也者，天下之达道也。致中和，天地位焉，万物育焉。"《淮南子·氾论训》曰："天地之气，莫大于和，和者，阴阳调。"在中国古代，哲学家都把"中和"这种平衡、和谐、适中、适度等看作事物内在最理想的状态。

中医学深得"中和"精髓，其研究的对象是人体，认为人体需保持其内外环境的相对平衡与和谐，生命活动才能正常进行。人得中和则处于生理状态，人失中和则处于病理状态。"中和"这种动态平衡的哲学思想反映了中医学术思想的本质。

　　孙老亦深得"中和"之精髓,对"中和"内涵有独到的认识,他认为:"中和是机体阴阳平衡的基本态势,中和是中医临床遣方用药追求的最高佳境。"如果说"阴阳平衡"是机体稳态哲学层面的概念,那么"中和"就是人体健康的精气神稳态的具体描述。"中和"更能在人体气血层面和心理层面阐释机体的生理、病理。因此,孙老认为:中医养生的总则是"合则安";中医养生的要诀是"上善,中和,下畅";临床学术观点是"扶正祛邪益中和、存正抑邪助中和、护正防邪固中和"。临床基本原则是"慈悲为本、仁爱为先、一视同仁、中和乃根"。临床基本治则是"调气血、平升降、衡出入、达中和"。临床基础处方是自拟"调气活血抑邪汤"。临床擅长使用"三联组药"加减出入,百变而达到用药中和、促使机体中和。无论以何种方法,表里、寒热、虚实、逆顺、生死都离不开阴阳平衡之总纲,都离不开气血的"中和"枢机。论生理病理,无论在脏腑、在经络、在皮肉、在筋骨,最终都离不开气血平衡稳态——"中和"。因此,以调气血之人参、黄芪扶正益气,活血的丹参理血,组成调气活血抑邪汤的基本方,率领、加减诸药为中和团队,调升降出入、理气机顺逆,升清降浊、吐故纳新,以求总体气血稳态的"中和"。

　　孙老在中医临床实践努力做到了"三个善于":一要善于调气血,二要善于平升降,三要善于衡出入。之所以首重气血,是因为"人之所有者,血与气耳"(《素问·调经论》);"气即无形之血,血即有形之气"(《不居集》)。而气血之间的"中和"关系尤为密切,就是众所周知的"气为血之帅,血为气之母",所以第一要善于调气血。人参、黄芪益气,丹参活血,这样配伍可使气血"中和",可以作为诸方的基础,所以孙老习惯于使用它们"率领"诸药"团队"前进。升降出入,是基于阴阳学说而形成的气机消长转化的重要学说。升清(阳)、降浊(阴)、吐故(出)、纳新(入)是气机的基本动态。《素问·六微旨大论》说:"非出入则无以生长壮老已;非升降则无以生长化收藏。"中医治病最讲究两条:一是从病人的整体以及与外环境的关系来看病,"辨证"不是头痛看头、脚痛看脚,而是要"因人、因地、因时制宜","论治"也不是头痛医头、脚痛医脚,不是用统一的"套餐",不是用程式化的"套路"。二是中医治病不是运用对抗性思维,不是有细菌或病毒就只要杀死细菌或病毒,不是有病损的脏器或肢体就只要截断病损的脏器或肢体,而是"调",调就是要调到"中和"。

综上,孙老形成了"中和思想·中和辨证·中和组方·中和用药"的完整中和学术思想,通过中医临床六步程式验之于临床,即四诊审证、审证求因、求因明机、明机立法、立法选方、选方要药,有疗效、有体系、有特色、有思想,也好传承。中和弟子分布全国各地,达千人之多,已然形成中和医派之势。

中和小儿推拿

　　中和学术思想是第二届国医大师孙光荣率先提出,主张临证"中和辨证,中和组方,中和用药",治疗恪守"调气血,平升降,衡出入"的治疗总则,验之临床,疗效可靠。笔者以中和学术思想为指导,倡导小儿推拿疗法,实践小儿推拿疗法,形成了中和小儿推拿的套路和特色,多年验之临床,疗效可靠。

一、中和学术思想的内容及特点

　　国医大师孙光荣教授幼承庭训,继拜名师,聪慧颖悟,勤奋刻苦,专研经典,精于典籍,勤于临证,善于思悟,敏于总结,著作等身,学验俱丰。早在20世纪末期,孙老就提出"调气血、平升降、衡出入"的治疗思想,主张"气血调和百病消",重视人身气与血。笔者入门之时,孙老经常耳提面命,常有"要注重平衡"的谆谆教导。"中和观"历来是儒家的核心观点,中医学是在中国古代文化这一参天大树下成长和壮大的,吸纳了不少古代哲学、科学、天文学、物候学等精华。孙老强调中医的理论核心是和,提出人之生命存在、健康的维系靠"位中和",人之疾病的产生是"失中和",而医生治疗疾病就是要想尽一切办法"求中和",这与《黄帝内经》的"阴平阳秘,精神乃治""以平为期"的宗旨是一致的。中和之理,大凡至简。天道有和,地道有和,医道亦和。孙老认为,人之健康要求阴阳中和、气血中和、生存环境中和、社会环境中和、食物中和、气候中和、水源中和等。中和学术思想要恪守中医临床思维,这个思维是有步骤的、有逻辑的、非常严谨的,是必须要遵从的。中医辨治为六步程式,即四诊审证、审证求因、求因明机、明机立法、立法组方、组方用药。第一步四诊审证是打开病锁之钥,第二步审证求因是寻求病门之枢,第三步求因明机是探究疗病之径,第四步明机立法是确立治疗之圭,第五步立法组方是部署疗疾之阵,第六步组方用药是派遣攻守之兵。

中和学术思想总体遵从"观其脉证,知犯何逆"的总则,注重形神是中医辨证纲领的辨识关键,注重盛衰、阴阳、表里、寒热、虚实、主从、标本、逆顺、生死9种要素,兼顾时令、男女、长幼、干湿、劳逸、鳏寡、生育、新旧、欲涩、旺晦10种一般要素。中和学术思想的治疗总则是"调气血,平升降,衡出入",其余的治疗法则、治疗大法均应该遵从这个思想。孙老认为,调气血是基础,平升降、衡出入是手段,最终达到燮理阴阳的目的。常言道,人活一口气。《庄子·知北游》亦说:"通天下一气耳。"《素问·调经论》更是强调"人之所有者,血与气耳"。气血中和百病消。气血中和,病安从来?可见,中和学术思想认为调理气血是治疗一切疾病的基础。

中和学术思想组方是中和的,强调"心中有大法,笔下无死方",主张"须遵循经方之旨,不泥经方而用药",创造性地制定了"三联药组""三联组方",或称"三型组合"。第一型:扶正组合,也可以说是"增防型"组合。第二型:祛邪组合,也可以说是"主攻型"组合。第三型:辅助组合,也可以说是"引导型"组合。中和学术思想用药是中和的,用药主张"清、平、轻、灵"。清者,用药不宜滋腻;平者,平淡也;轻者,用药量轻也;灵者,用药效果灵验。如此,定至"巧妙之境界",结构巧妙,组合巧妙,自然疗效巧妙。用药强调"四两拨千斤"之妙,能少用者,绝不多用,还强调口感,能甘甜者,绝不苦寒怪味,少用黄柏、五灵脂、蒲黄等。

二、小儿推拿的作用及特点

小儿推拿通过调节阴阳、调节脏腑气血、补虚泻实、适其寒温和顺应升降等来防治疾病的。总体来看,小儿推拿具有调整阴阳、调整脏腑气血、调节升降出入、补虚泻实的功效。小儿不是成人的缩小版,小儿有"脏腑娇嫩,形气未充;生机蓬勃,发育迅速"的生理特点,有"发病容易,传变迅速;脏气清灵,易趋康复"的病理特点。"脏腑娇嫩,形气未充"说明小儿对外界环境依赖性强,哺育方法及调护极其重要。小儿推拿是一种预防保健,呵护患儿的好方法,鼓励多采用小儿推拿方法进行育儿保健及亲子活动。"生机蓬勃,发育迅速",说明小儿吸收快、代谢快、排泄快,对外界反应敏感,对小儿推拿的手法感受敏感,能很好地接受小儿推拿的生物传导信息,进而调整五脏六腑的发育和功能。当然,亦应该顾护小儿的娇嫩皮肤及不能沟通的特点,推拿的时候应该轻揉,倾注更多的爱心和耐心。"发病容易,传变迅速"说明小儿容易得病,并且进展迅速,治疗应该非常果断与及时,并且要不断根据病情来修正穴位及手法,以应病情。及时的推拿能够控制疾病,还能够在一定程度上阻断病情进展与转归。"脏气清灵,易趋康复"提示小儿推拿的疗效应该比成人更加好,从喘证疗效来看,确实如此。基于小儿特有的生理、病理、病因、病症、诊治特点,小儿推拿亦不同于成年推拿的特点。小儿多阳证、实证、热证,故而在推拿疗法上多采用解表法,如推坎宫、推太阳、拿风池等;清热法,如清天河水、退六腑、捏脊等;消导法,如推脾经、清大肠、揉板门、揉中脘、揉天枢等。

三、中和学术思想对小儿推拿理论的指导

理论是指导实践的,实践能不断地验证理论、抽象理论、升华理论。同样,中和学术思想能够丰富小儿推拿的理论,进一步指导小儿推拿的实践。小儿推拿疗法是一种常见的特色外治疗法,然而"外治之理,即内治之理;外治之药,即内治之药,所异者法耳",因此,指导内治的中和学术思想,同样可以指导外治疗法。小儿推拿疗法是推拿疗法的一个儿童分支,是一种特色、有效的中医外治疗法,是中医的组成部分。小儿推拿疗法同样离不开中医理论的指导。根据中和学术思想的指导,小儿推拿疗法应该坚守中医临床思维,这个临床思维有同样不容紊乱的六个步骤,即四诊审证、审证求因、求因明机、明机立法、立法选穴、辨证施推六个步骤。根据中和学术思想的指导,小儿推拿疗法的治疗总则为"调气血、平升降、衡出入",其余治疗法则和治疗大法均不能脱离该治疗总则。调和气血为基本治疗手段,平升降、衡出入为常规治疗手段。其最终目的是达到燮理阴阳。因此,基于中和学术思想指导下的小儿推拿的作用为"调气血、平升降、衡出入、和阴阳、致中和"。这种思想指导下的小儿推拿是遵循中医理论的,是恪守经络循行的,是中规中矩的,是朴实无华的,毫无哗众取宠、夸张炫技。

四、中和学术思想对小儿推拿手法的指导

手法是小儿推拿的实践单元，是推拿操作的具体方法，手法的正确与否，对小儿推拿的有效性、安全性、依从性等至关重要。

手法有单式和复式之分。常见的单式手法有：推法、拿法、按法、摩法、揉法、捏法、运法、掐法、搓法、摇法、捣法、擦法、擦法、刮法、捻法、拍法、点法、振法等。常见的复式手法有：黄蜂入洞、双凤展翅、揉耳摇头、开璇玑、按弦走搓摩、揉脐及龟尾并擦七节骨法、二龙戏珠、苍龙摆尾、双龙摆尾、赤凤摇头、猿猴摘果、水底捞月、打马过天河、天门入虎口、运土入水、运水入土、飞经走气、飞金走气、孤雁游飞、调五经（脏）、抱肚法、肃肺法、温熨元阳、开门见山、按揉法、揉捏法、捏挤法、点按法等。

基于中和学术思想，小儿推拿手法不宜多，单式手法多用"推法、拿法、按法、摩法、揉法、捏法、运法、点法"8种，复式手法多用"黄蜂入洞、开璇玑、按弦走搓摩、打马过天河、运土入水、运水入土、肃肺法、按揉法、揉捏法、点按法"10种。手法力度特别强调"轻快、柔和"，主张简洁的手法，轻柔的力度，快速的动作。总体以激发气血，调和气血为宗旨，以患儿舒适、愿意接受为目的，以"四两拨千斤"的巧劲起到"调气血、平升降、衡出入、和阴阳、致中和"的作用。

根据中和学术思想的小儿推拿治疗总则，可以将小儿推拿手法分为三类，即调气血类手法、平升降类手法、衡出入类手法。调气血类手法，多轻柔、舒缓，如揉法、摩法、运法等；衡出入类手法，多是平行移动的，力度不大，如推法、擦法、按弦走搓摩、肃肺法等；平升降类手法，多是垂直力量的，如拿法、掐法、捏法、点法等。当然，三者亦可融合使用，但不能违背总体的"轻快、柔和"原则。

基于中和学术思想，小儿推拿亦遵从"虚者补之，实者泻之"的治疗原则，但是考虑到小儿生理和病理特点，特别强调"平补平泻法"，确实需要补泻的也是强调"轻补轻泻法"，总体以轻、平、巧为度。如此，一来兼顾了小儿脏腑娇嫩的生理特点，二来考虑到了小儿胆怯的心理特点，旨在用巧劲，轻拨轻应，持续作用，生生不息。

五、中和学术思想对小儿推拿辨证施推的指导

中和学术思想主张中和辨证,在四诊审证、审证求因、求因病机的环节上,得出了病与证。在四诊审证的过程中,特别重视形与神,亦兼顾其余 9 种重要因素和 10 种一般因素,全面采集症状与体征,求全证素,准确辨证,为辨证施推奠定基础。然而,辨证论治并不是万能的,辨证论治有其优势,但也有其局限性。辨证论治可能忽略疾病的宏观认识,对疾病失去总体把控,因此衍生出众多的证型。有的疾病甚至达十几个证型,少的也有三四个,如此对初学者来说难于掌握。再者,某些病症的证型确立缺乏标准化,证型的命名太过于随意,病因、病机、病位、病性多种因素杂糅,没有一个命名标准。同一个疾病可以有多种证型的命名结果,存在混杂。鉴于此,在中和学术思想指导下,倡导抓疾病的基本病机,如感冒的基本病机是肺卫失宣、咳嗽的基本病机是肺失宣肃、厌食的基本病机是脾失健运、泄泻的基本病机是脾虚湿盛,如此,根据基本病机确立推拿的主穴和手法,制定相应的主病主推套路,显得非常简洁,对于初学者来说,也相对容易掌握,更有可能推广居家模式。这就形成了在中和学术思想指导下,基于疾病基本病机、基本证型而确立的主病主推思路和小儿推拿临床实践。比如,基于感冒的肺卫失宣的基本病机,确立主病主推的套路为:①头面四大手法 5 分钟;②黄蜂入洞 3 分钟;③清肺经 3 分钟;④推上三关 3分钟;⑤拿风池、肩井 2 分钟。

六、中和学术思想对小儿推拿实践与应用的指导

中和学术思想对小儿推拿理论有新的认识,对小儿推拿的作用有新的理解,这些思想自然影响小儿推拿的实践。中和小儿推拿主张遵循经络,选择经穴,同时兼容并蓄,对确经验证的有效奇经之穴、新发现之穴亦以采用,但是强调选穴要精,选穴要少。推拿过程中,手法并不强调多,单式手法一般在 8 种以内,复式手法一般在 10 种以内,主张手法要轻、要柔、要快、要浅。

另外,根据中和学术思想,笔者自创了小儿捏脊套路。在捏脊前要轻揉脊背,要轻拍脊背,以激发督脉和膀胱经的经气,在结束之际亦得轻推脊背,以平复经气,以和为应。手法要轻柔,初始阶段,并不主张提,不强调重手法。更不

强调捏脊过程中的"啪嗒"的响声,皮肤微微潮红即可。患儿也舒服,更加容易接受。捏脊的遍数不在乎多,初始阶段3遍或6遍即可。根据中和学术思想,笔者还自创了斜颈的治疗套路,分为适应性治疗、综合性治疗、评估性治疗三个阶段,治疗过程中尤其重视揉法,验之临床,效果可靠。其余的疾病亦强调主病主推,随症施推,手法同样要求轻快、柔和。

中和学术思想撷取了中华文化的精粹,是中医理论的优秀代表。在中和学术思想的指导下,笔者对小儿推拿疗法在作用、治则、选穴、手法、辨证、操作套路等方面有了全新的认识,并且付诸实践,有良好的效果。中和学术思想对小儿推拿的理论与实践均有良好的指导,经过笔者团队的实践,基本形成了中和学术思想指导下的八大小儿推拿疗法的特点,即:①严守中和理论,谨循儿童特点;②恪守中医思维,遵循经络穴位;③注重调和气血,燮理阴阳平衡;④兼顾升降平衡,手法轻快柔和;⑤主张辨证施推,注重三因制宜;⑥主症主穴主推,随症加减施推;⑦重视穴位功效,简化手法套路;⑧博采众家之长,融会贯通创新。

可见,中和小儿推拿疗法是将中和学术思想和小儿推拿疗法有机地融合,是在中和学术思想指导下开展的小儿推拿疗法实践,不论是对疾病的认识、辨证选穴,还是手法、穴位、操作的选择,无不遵循中和学术思想的要旨,已然成为中和医派中的一种治疗方法。

第二章

小儿推拿基础

第一节

小儿经络学说

　　小儿虽小，脏腑娇嫩，形气未充，属于稚阴稚阳之体，但"麻雀虽小，五脏俱全"，小儿具有与成人一样的经络系统。有一些小儿推拿流派将推拿穴位区分开针灸的穴位是值得商榷的，至于不遵循经络取穴更有待进一步探讨。

　　小儿经络学说是研究小儿经络系统的概念、构成、循行分布、生理功能、病理变化及其与脏腑形体官窍、精气血神之间相互联系的基础理论。

　　经络学说贯穿于人体生理、病理及疾病的诊断和防治各个方面，与藏象、精气血津液等理论相互辅翼，深刻地阐释人体的生理活动和病理变化，对临床各科，尤其是针灸、推拿、按摩、气功等，都起到极其有效的指导作用。历代医家高度重视经络学说在中医学中的重要地位，早在《灵枢·经脉》中就有"经脉者，所以能决死生，处百病，调虚实，不可不通"的记载，《灵枢·经别》亦载"夫十二经脉者，人之所以生，病之所以成，人之所以治，病之所以起，学之所始，工之所止也"，宋代窦材《扁鹊心书》更有"学医不知经络，开口动手便错。盖经络不明，无以识病证之根源，究阴阳之传变"之说。

　　经络，是经脉和络脉的总称，是运行全身气血，联络脏腑形体官窍，沟通上下内外，感应传导信息的通路系统，是人体结构的重要组成部分。

　　经络，作为人体一种组织结构的名称，最早见于《黄帝内经》。《灵枢·本脏》说："经脉者，所以行血气而营阴阳，濡筋骨，利关节者也。"《灵枢·海论》说："夫十二经脉者，内属于腑脏，外络于肢节。"均指出经络是一种运行气血，沟通联系脏腑肢节及上下内外的通道。

　　经络，分为经脉和络脉两大类。经脉的"经"，有路径、途径之意。正如《释名》中说："经，径也，如径路无所不通。"《医学入门》谓："脉之直者为经。"可见，经脉是经络系统中的主干，即主要通路。络脉的"络"，有联络、网络之意。

正如《说文》所解释的"络,絮也"。言其细密繁多。《灵枢·脉度》说:"支而横者为络。"可见络脉是经脉的分支,错综联络,遍布全身。

对于经脉和络脉的区别,《灵枢·经脉》有"经脉十二者,伏行分肉之间,深而不见……诸脉之浮而常见者,皆络脉也"之论,《灵枢·脉度》又有"经脉为里,支而横者为络,络之别者为孙"之说。据此,后世医家多认为:经脉多深而不见,行于分肉之间,络脉多浮而常见,行于体表较浅部位;经脉较粗大,络脉较细小;经脉以纵行为主,络脉则纵横交错,网络全身。实际上,经脉虽然多"伏行于分肉之间",也常显露于体表;络脉虽有"浮而常见"者,而更多的则是分布于脏腑组织之中,难以见到,如《灵枢·百病始生》所说的"阴络伤则血内溢"中的"阴络"即是。此外,经脉也有横行者,如带脉。络脉呈网络状,纵横交错,必然也有纵行者。因此,经脉与络脉的区别,当以"经为主干,络为分支"为准则。

经脉和络脉虽有区别,但两者紧密相连,共同构成人体的经络系统,担负着运行气血,联络沟通等作用,将体内五脏六腑、四肢百骸、五官九窍、皮肉筋脉等联结成一个有机的整体。

人体的经络系统由经脉、络脉及其连属部分组成。

一、经脉

经脉是经络系统的主干,主要有正经、经别和奇经三大类。

正经有十二,故又称"十二正经"或"十二经脉",包括手三阴经、足三阴经、手三阳经、足三阳经。十二正经有一定的起止,一定的循行部位和交接顺序,在肢体的分布及走向有一定的规律,与脏腑有直接的络属关系,相互之间也有表里关系。十二正经是气血运行的主要通道。

经别,是从十二经脉别出的重要分支,又称"十二经别"。分别起于四肢肘、膝以上部位,具有加强十二经脉中相为表里的两条经脉的联系和补充十二正经的作用。十二经别虽然是十二经脉的最大分支,与十二经脉有别,但也属于经脉的范畴。

奇经有八条,即督脉、任脉、冲脉、带脉、阴跷脉、阳跷脉、阴维脉、阳维脉,合称为"奇经八脉"。奇经具有统率、联络和调节十二经脉中气血的作用。奇经八脉与十二经脉不同,不属气血运行的主要通道,与脏腑没有直接的属络关系,相互之间也无表里关系,如《圣济总录》说:"脉有奇常,十二经者,常脉也;奇经八脉则不拘于常,故谓之奇经。盖人之气血常行于十二经脉,其诸经满溢则流入奇经焉。"

二、络脉

络脉,是经脉的小分支,有别络、浮络、孙络之分。别络是络脉中较大者,有本经别走邻经之意,具有加强十二经脉相为表里的两经之间在体表的联系,并能通达某些正经所没有到达的部位,可补正经之不足,还有统领一身阴阳诸络的作用。一般认为别络有 15 支,即十二正经与任督二脉各有一支别络,加上脾之大络,合称"十五别络"。但《内经》有"胃之大络,命曰虚里"之论,若加之则有 16 支别络。

孙络,是最细小的络脉,属络脉的再分支,分布全身,难以计数。即《灵枢·脉度》所谓"络之别者为孙"。孙络在人体内有"溢奇邪""通荣卫"的作用。

浮络,是循行于人体浅表部位,"浮而常见"的络脉。其分布广泛,没有定位,起着沟通经脉、输达肌表的作用。

三、连属部分

经络系统的组成中,还包含了其连属部分。经络对内连属各个脏腑,对外连于筋肉、皮肤而称为经筋和皮部。

经筋,是十二经脉之气"结、聚、散、络"于筋肉、关节的体系,为十二经脉的附属部分,具有连缀百骸,维络周身,主司关节运动的作用。

皮部,是十二经脉功能活动反映于体表的部位,也是络脉之气散布之所在。《素问·皮部论》说:"凡十二经络脉者,皮之部也。"十二皮部的分布区域,是以十二经体表的分布范围为依据,把全身皮肤划分为十二部分,分属于十二经脉。《素问·皮部论》说:"欲知皮部,以经脉为纪者,诸经皆然。"

小儿经络是客观存在的,在小儿推拿过程中必须要遵从经络的相关规律。

穴位离不开经络,穴位是经络的重要组成要点,选穴不能不讲经络,而经络有相应的流注、循行、主治特点。小儿推拿是通过局部穴位的调理,达到调和气血、平衡阴阳的作用,这是最基本的原理,故而小儿推拿同样应该遵循小儿经络的规律。

小儿年龄分期及推拿特点

    小儿虽小，五脏俱全。小儿有其独特的生理与病理特点，时刻处于生长发育的动态过程中，且不同时期的小儿具备不同特征，了解小儿的年龄分期与生理、病理特点，对指导小儿推拿及提升推拿临床疗效，非常有帮助。

一、年龄分期

    生命是伟大的。人的出生、成长与成熟不是一个简简单单的过程，跨越未成年，需要经历 7 个阶段。

    第一个阶段是胚胎期。这个时期是生命的开始，父亲的精子和母亲的卵子结合为受精卵，入住子宫。这个期可以分为胚发育期和胎儿期两个阶段。通常我们知道有"十月怀胎"的说法，头两个月为胚发育期，此期形成内胚层、外胚层、中胚层三层组织，分别是各种器官的前身，是关键时期。在此期间不能随便用药、要减少感染，否则胎儿畸变的可能性大。此后的 8 个月都可以称为胎儿期，主要以器官的迅速生长及其功能成熟为特点。此期可以适当地进行胎教。

    第二个阶段是新生儿期。精子与卵子的结合只是意味着生命的形成，呱呱坠地的第一声哭声才意味着生命的开始。人第一次离开妈妈，独立来到人世间，接受世间的一切机遇和挑战。新生儿期只有 4 周，即 28 天，但是，是人非常重要的阶段，是适应宫外新环境，经历解剖生理学巨大变化，全身各系统的功能从不成熟转到初建与巩固的时期。如同温室中的花朵移到户外，独立经历一切风风雨雨。

    第三个阶段是婴儿期。这个时期从新生儿持续到 1 周岁。婴儿嗷嗷待哺，除了吃就是睡，猛劲地吃，猛劲地睡，生长特别快。如果不喝足睡饱，容易得佝偻病、贫血、腹泻等疾病。这个时期的宝宝还是比较娇脆，需要及时地接种疫苗，接受免疫保护。这个时期宝宝中枢神经系统发育迅速，条件反射不断形成，然而大脑皮质功能尚不成熟，不能耐受一些颇为巨大的不良刺激，应该处处保护好宝宝。宝宝虽五脏俱全，但各方面的功能尚不能完善，可谓"生而虽全，但全而未壮"。应该仔细呵护，适当进行早期教育与智力开发，抓住生命 1 000 天的中间阶段。

第四个阶段是幼儿期。这个时期从婴儿期持续到 3 周岁，可以与婴儿期统称为婴幼儿期，均为生长发育迅猛的阶段。这个时期宝宝的语言、行动与表达能力明显增强，活动能力显著增加，能够控制大、小便，囟门均闭合，乳牙均出齐。这个时期应该注重教育培养，能够形成讲卫生、爱劳动、友爱互助的好习惯，俗称"三岁看小"。这个时期是生命 1 000 天的最后一个阶段，要保证充足的营养，及时接种疫苗获得免疫保护，更得注重智力的开发。

第五个阶段是学龄前期。就是上小学之前，相当于目前的幼儿园阶段。这个时期生长发育变慢，进入了生长的平台期，但是动作和语言能力逐步提高，能跳跃、登梯、唱歌画画、写字背诵。这个时期宝宝社会集体活动增加，往往好动、多问，因为活动量增加，处处充满了好奇感，喜欢探索一些陌生事物，也容易发生意外，家长朋友们务必重视这个阶段的关注与保护。这个阶段宝宝可塑性比较强，要积极培养正能量的世界观、人生观、价值观，养成各方面的良好习惯。

第六个阶段是学龄期。一般指小学阶段，即六七岁至十一二岁的时候。这个时期大脑的形态结构基本形成，智能发育进展较快，能较好综合分析，克制自己。这个时期应该注重坐、立、行、走的姿势，保证充足的营养和体育锻炼，避免繁重的作业，避免学习困难，防止异常心理，防止龋齿，保护视力，开发智力，培养德、智、体、美、劳。

第七个阶段是青春期。青春期是儿童到成年人的过渡期，是人的第二个快速增长期，不只是生长，而且发育，又称为青春发育期，约占生长时期的一半时间。此期又可以分为三个阶段，即青春前期、性征发育期、青春后期。男孩一般青春期比女孩晚 2 年，亦正因为此 2 年的生长空间，男性一般比女性高

10cm 左右。青春期智能跃进,应该锻炼独立的生活能力。此期情绪多变,应该适当关注及调整,锻炼好身体,培养良好的品德,学习基础文化、技术知识,为梦想和抱负奠定良好的基础。需要指出的是,性发育是青春期的特征,但不是青春期独有生理特点,不能将性发育与青春期等同而待。个体发育是有差异性的,有的儿童可能在学龄期就开始有性发育了。

二、小儿推拿的分期特点

对于每一个阶段的推拿都有一定的特点,很多流派的推拿只做学龄期之前的儿童,或 7 岁前,或 6 岁前,之后就不接诊了,或认为跟成人推拿无异了。也有的认为是在 12 ~ 13 岁,或 14 岁之后才按成人处理。

我们认为,儿童的每个时期都适合推拿,只是要符合各个阶段的特点。如新生儿期,孩子突然从母体来到普通的环境,需要百般的呵护,只要注意慎风寒等要素,鼓励推拿作为保健与亲子的方法。现代医学提出的婴儿抚触于此有异曲同工之妙。至于像新生儿便秘、呕吐等,推拿效果是非常不错的。儿童的脏腑在婴幼儿期及学龄前期呈现一种成而未全、全而未壮的状态,这个时期比较容易生病,尤其是呼吸系统的疾病。此阶段小儿服药难,不容易沟通,采用推拿治疗病变是一种良好的方法,绿色安全且能改善依从性。对呼吸系统、消化系统等疾病首先倡导推拿疗法,但要考虑到"脏腑娇嫩",推拿时要尽可能时间短,手法轻,当然,首先应该遵从疗效需求。学龄期的孩子能够进行良好的沟通,在推拿的过程中可以适当增加时间,可以结合药物治疗。青春期同样可以进行推拿,推拿手法、力度均可以参考成人推拿。

儿童生理病理特点

一、生理特点

1. 脏腑娇嫩，形气未充

小儿的脏腑娇嫩，是指小儿五脏六腑的形与气皆属不足，其中又以肺、脾、肾三脏不足更为突出。由于小儿出生后肺脏、脾脏、肾脏皆成而未全、全而未壮。因此，小儿的生长发育常表现出"肺常不足""脾常不足""肾常虚"的特点。

形气未充，又常常表现为五脏六腑的功能不够稳定、尚未完善。如肺主气、司呼吸，小儿肺脏娇嫩，表现为呼吸不匀、息数较促，易发感冒、咳喘；脾主运化，小儿脾常不足，表现为运化力弱，摄入的食物要软而易消化，饮食有常、有节，否则易出现食积、吐泻；肾藏精、主水，小儿肾常虚，表现为肾精未充，青春期前的女孩无"月事以时下"，男孩无"精气溢泻"，婴幼儿二便不能自控或自控能力较弱等；心主血脉、主神明，小儿心气未充，心神怯弱未定，表现为脉数，易受惊吓，思维及行为的约束能力较差；肝主疏泄、主风，小儿肝气未实，经筋刚柔未济，表现为好动，易发惊惕、抽风等症。

古人将脏腑娇嫩、形气未充这一生理特点归纳为"稚阴稚阳"。

2. 生机蓬勃，发育迅速

生机蓬勃，发育迅速，指小儿在生长发育过程中，无论在机体的形态结构方面，还是在各种生理功能活动方面，都是在迅速地、不断地发育完善。小儿的年龄越小，这种蓬勃的生机、迅速地生长发育越显著。

"纯阳"学说："纯"指小儿初生，未经太多的外界因素影响，胎元之气尚未耗散；"阳"指以阳为用，即生机。"纯阳"学说高度概括了小儿在生长发育、阳充阴长的过程中，表现为生机旺盛，发育迅速，犹如旭日之初升、草木之方萌，蒸蒸日上、欣欣向荣的生理现象。"纯阳"并不等于"盛阳"，也不是有阳无阴的"独阳"。

二、病理特点

1. 发病容易，传变迅速

小儿脏腑娇嫩，形气未充，阴阳二气均属不足。因此，在病理上不仅发病容易，而且变化迅速，年龄越小，则脏腑娇嫩的表现越显得突出。小儿发病容易，突出表现在肺、脾、肾系疾病及外感时行疾病方面。

小儿"肺常不足"，肺气宣发肃降功能尚不完善，加之小儿冷暖不知自调，一旦护养失宜，易于感受外邪，导致肺的宣肃功能失常，易出现感冒、咳嗽、肺炎喘嗽等肺系疾患。肺系疾病为儿科发病率最高的一类疾病。

小儿"脾常不足"，脾胃之体成而未全，脾胃之气全而未壮，因而易于因家长喂养不当、小儿饮食失节，常出现脾胃纳化功能紊乱的病证。所以，呕吐、泄泻、厌食、积滞、疳证等为小儿时期的常见病、多发病，并且互为因果，严重者可影响小儿生长发育。脾系疾病发病率在儿科仅次于肺系疾病而居第二位。

小儿"肾常虚"，若先天肾气虚弱，加上后天脾气失调，影响小儿的生长发育，可见解颅、五迟、五软等先天禀赋不足之病；若肾阳虚亏，下元虚寒，膀胱闭藏失职，不能制约小便，则发生遗尿、尿频等。

传变迅速的特点，主要表现为疾病的寒热虚实容易相互转化演变或同时并见，即具有"易虚易实，易寒易热"的特点。

2. 脏气清灵，易趋康复

小儿体禀纯阳，生机蓬勃，脏气清灵，精力充沛，对各种治疗反应灵敏；小儿宿疾较少，病因相对单纯，受情志因素的干扰和影响相对较少。因此，只要辨证准确，治疗及时，护理适宜，病情好转的速度较成人为快，疾病治愈的可能也较成人为大。例如小儿感冒、咳嗽、泄泻等多数发病快，好转也快；小儿哮喘、痫证、阴水等虽病情缠绵，但其预后较成人相对为好。

三、生理病理特点与推拿的关系

"脏腑娇嫩，形气未充"说明小儿对外界环境依赖性强，哺育方法及调护极其重要。小儿推拿是一种预防保健、呵护患儿的好方法。鼓励多采用小儿推拿方法进行育儿保健及亲子活动。"生机蓬勃,发育迅速",说明小儿吸收快、代谢快、排泄快,对外界反应敏感,对小儿推拿的手法感受敏感,能很好地接受小儿推拿的生物传导信息,进而调整五脏六腑的发育和功能。当然,亦应该顾护小儿皮肤娇嫩及不能沟通的特点,推拿的时候应轻揉,倾注更多的爱心和耐心。"发病容易,传变迅速"说明小儿容易得病,并且进展迅速,治疗应该非常果断与及时,并且要不断根据病情来修正穴位及手法,以应病情。及时推拿能够控制疾病,还能够在一定程度上阻断病情进展与转归。"脏气清灵,易趋康复"提示小儿推拿的疗效应该比成人更加好。从喘证疗效来看,确实如此。且鼻炎、斜颈更是小儿推拿的优势病种。

小儿尚有纯阳之体的特点,言及小儿多热、多火,在推拿手法中应该注重清法。

第四节

小儿病因特点

一、病因特点

儿科常见的发病原因与成人大致相同,但先天因素是儿科特有的病因。小儿病因相对较成人单纯,以外感、食伤和先天因素居多,情志、意外和其他因素也值得注意。年龄越小,对六淫邪气的易感程度越高;年龄越小,因乳食而伤的情况越多。

1. 外感因素

由于小儿为稚阴稚阳之体,脏腑娇嫩,卫外功能较成人为弱,又寒温不知自调,因而更易被"六淫"邪气所伤,产生各种肺系疾病;小儿脏腑娇嫩,又易被燥邪、暑邪所伤,形成肺胃阴津不足、气阴两伤等病证;小儿为纯阳之体,六气易从火化,小儿伤于外邪以热性病证为多。

疫疠是一类具有强烈传染性的病邪,其引发的疾病有起病急骤、病情较重、症状相似、易于流行等特点。小儿之体为"稚阴稚阳",形气未充,御邪能力较弱,是疫疠邪气所伤的易感群体,容易形成疫病的发生与流行。

2. 乳食因素

小儿"脾常不足",且饮食不知自调,易于为乳食所伤。由于家长喂养不当,初生缺乳,或未能按期添加辅食,或任意纵儿所好,饮食营养不均衡,皆能使小儿脾气不充,运化失健,产生脾胃病证。又常因小儿幼稚,不能自控、自调饮食,易于造成挑食、偏食,过食寒凉而伤阳,过食辛热而伤阴,过食肥甘厚腻而伤脾等;小儿易见饥饱不均,乳食食入量偏少可导致气血生化不足,乳食食入量过多又可导致食伤脾胃。饮食不洁也是小儿发病的一个常见原因。小儿缺乏卫生知识,易于误食一些被污染的食物,引发肠胃疾病,如吐泻、腹痛、寄生虫病等。

3. 先天因素

先天因素即胎产因素,是指小儿出生之前已作用于胎儿的致病因素。遗传病因是小儿先天因素中的主要病因,父母的基因缺陷可导致小儿先天畸形、生理缺陷或代谢异常等。妇女受孕以后,不注意养胎护胎,也是导致小儿出现先天性疾病的常见原因,如妊娠妇女饮食失节、情志不调、劳逸失度、感受外邪、房事不节等,都可能损伤胎儿而为病。

4. 情志因素

小儿心怯神弱,最常见的情志所伤是惊恐。当小儿乍见异物或骤闻异声时,容易导致惊伤心神,出现夜啼、心悸、惊惕、抽风等;长时间的所欲不遂,缺少关爱,容易导致忧思、思虑损伤心脾,出现厌食、呕吐、腹痛、孤独忧郁等;家长对子女的溺爱,使儿童心理承受能力差,或者学习负担过重、家长期望值过高,都易于产生精神行为障碍类疾病。

5. 意外因素

小儿没有或者缺少生活自理能力,没有或者缺乏对周围环境安全或危险状况的判断能力,容易受到意外伤害,例如误触的烫伤、跌仆损伤的外伤、误食毒物的中毒、误吸异物的窒息等。

6. 其他因素

其他因素如环境污染,食品污染,或农药、激素含量超标等,已成为当前普遍关心的致病因素。放射性物质损伤,包括对胎儿和儿童的伤害,引起了广泛的重视。医源性损害,包括治疗、护理不当,院内感染等,有增多的趋势,需要特别引起儿科工作者的注意。

二、病因特点与推拿关系

小儿病因相对单纯,多以外感六淫、饮食所伤为主,疾病起病容易,但是康复亦较快,小儿推拿是很好针对病因治疗疾病的一种方法。小儿推拿具有发散外邪的特点,古人总结为"按之则热气至""按之则血气散""推而散之"。《经》云"邪之所凑,其气必虚",小儿脏腑娇嫩,形气未充,正气多不足,神情多怯弱,小儿推拿尚能够提升正气,起到预防疾病的保健功能。

第五节

小儿的四诊特点

一、儿科四诊应用特点

小儿疾病的诊断方法,与临床其他各科一样,均运用望、闻、问、切四种不同的诊查手段进行诊断和辨证。因乳婴儿不会说话,较大儿童虽已会说话,也不能正确叙述自己的病情,加上就诊时常啼哭吵闹,影响气息脉象,故小儿诊法既主张四诊合参,又特别重视望诊。闻诊尚有一定参考意义。

二、望诊特点及临床意义

(一)望神色

凡精神振作,二目有神,表情活泼,面色红润,呼吸调匀,反应敏捷,均为气血调和、神气充沛的表现,是健康或病情轻浅之象。反之,若精神萎靡,二目无神,表情呆滞,面色晦暗,呼吸不匀,反应迟钝,谓之无神,均为体弱有病之表现,或病情较重之象。

五色主病:面呈白色,是气血不荣,络脉空虚所致,多为虚证、寒证;面色红赤,因血液充盈脉络皮肤所致,多为热证;面色黄,常因脾虚失运,水谷、水湿不化所致,多为虚证或湿证;面色青,因气血不畅,经脉阻滞所致,多为寒证、痛证、瘀证、惊痫;面色黑,常因阳气虚衰,水湿不化,气血凝滞所致,多为寒证、痛证、瘀证、水饮证。

(二)望形态

凡发育正常,筋骨强健,肌丰肤润,毛发黑泽,姿态活泼者,是胎禀充足,营养良好,属健康表现。若生长迟缓,筋骨软弱,肌瘦形瘠,皮肤干枯,毛发萎黄,囟门逾期不合,姿态呆滞者,为胎禀不足,营养不良,多属有病。

头小顶尖,颅缝闭合过早,是头小畸形;头方发稀,囟门宽大,当闭不闭,可见于五迟证;头大颌缩,前囟宽大,头缝开解,目睛下垂,见于解颅;前囟及眼窝凹陷,皮肤干燥,可见于婴幼儿泄泻阴伤液脱。

头发稀细,色枯无泽,多是肾气亏虚或阴血内亏;发细结穗,色黄不荣,多是气血亏虚,积滞血瘀;头发脱落,见于枕部,是为气虚多汗之枕秃;脱落成片,界限分明,是为血虚血瘀之斑秃。

面容瘦削,气色不华,是为气血不足;面部浮肿,脸肿如蚕,是为水湿泛溢。耳下腮部肿胀,是为邪毒窜络之痄腮或发颐;颌下肿胀热痛,多为热毒壅结之臀核肿大。五官不正,眼距缩小,鼻梁扁平,口张舌伸,见于先天禀赋异常之痴呆;口角㖞斜,眼睑不合,偏侧流涎,表情不对称,见于风邪留络之面瘫。面呈苦笑貌,是风毒从创口内侵之破伤风;面肌抽搐,是风邪走窜经络之惊风或痫证;小儿面部表情异常,或眨眼,或搐鼻,或咧嘴,或龇牙,或多咽,多属抽动障碍。

胸廓前凸形如鸡胸,可见于佝偻病、哮喘;腹部膨大,肢体瘦弱,发稀,额上有青筋显现,属于疳积。

(三)审苗窍

1. 察舌

正常小儿舌体柔软、淡红润泽、伸缩自如,舌面有干湿适中的薄苔,舌质较成人红嫩。新生儿舌红无苔和哺乳婴儿的乳白苔,均属正常舌象。若心火上炎则舌红,甚则生疮;心血瘀阻,则舌质紫黯或有瘀斑;心阳不足,则舌质淡白胖嫩;心阴不足,则舌质红绛瘦瘪。

(1)舌体:舌体胖嫩,舌边齿痕显著,多为脾肾阳虚,或有水饮痰湿内停;舌体肿大,色泽青紫,可见于气血瘀滞;舌体强硬,多为热盛伤津;急性热病中出现舌体短缩,舌干绛者,则为热甚津伤,经脉失养而挛缩。

(2)舌质:正常舌质淡红。若舌质淡白为气血虚亏;舌质绛红,舌面红刺,为温热病邪入营入血;舌质红少苔,甚则无苔而干,为阴虚火旺;舌质紫黯或紫红,为气血瘀滞;舌起粗大红刺,状如草莓者,常见于丹痧、皮肤黏膜淋巴结综合征。

(3)舌苔:舌苔色白为寒;舌苔色黄为热;舌苔白腻为寒湿内滞,或寒痰与积食所致;舌苔黄腻为湿热内蕴,或乳食积滞化热;热性病后而见剥苔,多为阴伤津亏,舌苔花剥,状如地图,时隐时现,经久不愈,多为胃之气阴不足所致;舌苔厚腻垢浊,属宿食内滞的表现,常见于积滞、便秘等疾病。

2. 察目

黑睛等圆,目珠灵活,目光有神,开阖自如,是肝肾气血充沛之象;若眼睑浮肿,多为水肿之象;眼睑开阖无力,是元气虚惫;寐时眼睑张开而不闭,是脾虚气弱之露睛;平时眼睑不能开阖自如,是气血两虚之睑废;两目呆滞,转动迟钝,是肾精不足,或为惊风之先兆;两目直视,瞪目不活,是肝风内动;白睛黄染,多为黄疸;目赤肿痛,是风热上攻;目眶凹陷,啼哭无泪,是阴津大伤。

3. 察鼻

鼻塞流清涕,为风寒感冒;鼻流黄浊涕,为风热客肺;长期鼻流浊涕,气味腥臭,为肺经郁热;鼻孔干燥,为肺经燥热伤阴;鼻衄鲜红,为肺热迫血妄行;气急喘促,鼻翼扇动,为肺气郁闭。

不同的小儿推拿流派均有独重望诊的共识,分别在某一些方面积累了一定独特的经验,具有一定的临床意义。如张汉臣流派特别强调鼻子的望诊,通过望鼻就能知道儿童消化系统及呼吸系统的功能。鼻准属脾,鼻翼属胃,鼻梁属肺,鼻大者佳,三者形大为先天功能好,加之色泽正常,是健康的表现。若脾胃形大,色泽正常,表示消化吸收好,生肌肉,健康神爽;若鼻准小,鼻翼大,则吃得多,吸收差,不胖(多食而不胖);反之,鼻准大,鼻翼小,则吃得少,吸收好,能生肌肉,健康神爽(少食而不瘦)。若准头色泽正常,鼻翼色泽差,小儿虽然食量少,但不瘦(少食而不瘦);反之,鼻翼色泽佳,准头色泽差,食量正常或大,但不生肌肉(多食而不胖),或多发泄泻。可见,鼻准、鼻翼形体是重点,形体够大,终生消化有保障,这是先天的。色泽是次要的,是可以根据症状调节的。而鼻梁形大,一生呼吸系统发病概率小。若鼻梁形小,低平、凹,经常容易感冒,且恢复慢。

4. 察口唇

色淡白为气血不足;唇色淡青为风寒束表;唇色红赤为热;唇色红紫为瘀热互结;唇色樱红,为暴泻伤阴;唇白而肿,是为唇风。面颊潮红,唯口唇周围苍白,是丹痧征象。口腔破溃糜烂,为心脾积热之口疮;口内白屑成片,为鹅口疮。两颊黏膜有针头大小的白色小点,周围红晕,为麻疹黏膜斑。上下白齿间腮腺管口红肿如粟粒,按摩肿胀腮部无脓水流出者为痄腮,有脓水流出者为发颐。牙龈红肿,齿缝出血而疼痛,多为胃火上炎;牙齿萌出延迟,为肾气不足;新生儿牙龈上有白色斑点斑块,称为马牙,并非病态。咽红恶寒发热是外感之象;咽红乳蛾肿痛为外感风热或肺胃之火上炎;乳蛾红肿溢脓,是热壅肉腐;乳蛾大而不红,多为瘀热未尽,或气虚不敛;咽痛微红,有灰白色假膜,不易拭去,为白喉之症。

5. 察耳

小儿耳壳丰厚,颜色红润,是先天肾气充沛的表现;耳壳薄软,耳舟不清,是先天肾气未充的证候;耳内疼痛流脓,为肝胆火盛之证;以耳垂为中心的腮部漫肿疼痛,是痄腮之表现。

6. 察二阴

男孩阴囊紧缩,颜色沉着,是先天肾气充足的表现。男孩在患病过程中,阴囊紧缩者多寒;阴囊弛纵不收者多热;阴囊肿大透亮,状如水晶,为水疝;阴囊中有物下坠,时大时小,上下可移,为小肠下坠之狐疝;腹痛啼哭而将睾丸收引入腹者,俗称"走肾",多为厥阴受寒;阴囊、阴茎均现水肿,常见于阳虚阴水。女孩前阴部潮红灼热瘙痒,常由于湿热下注,亦须注意是否有蛲虫病。

婴儿肛门周围潮湿红痛,多属尿布皮炎。便后直肠脱出者是脱肛,其色鲜红,有血渗出者多属肺热下迫;其色淡而无血者,多属气虚下陷。肛门开裂出血,多因大便秘结,热迫大肠所致。

(四)辨斑疹

发热 3 ~ 4 天出疹,疹形细小,状如麻粒,口腔黏膜出现"麻疹黏膜斑"者,为麻疹;若低热出疹,分布稀疏,色泽淡红,出没较快,常为风痧;若发热三四天后热退疹出,疹细稠密,如玫瑰红色,常为奶麻;若壮热,肤布疹点,舌绛如草莓,常为丹痧或皮肤黏膜淋巴结综合征;若斑丘疹大小不一,如云出没,瘙痒难忍,常见于瘾疹;若丘疹、疱疹、结痂并见,疱疹内有水液色清,见于水痘;若疱疹相对较大,疱液混浊,疱壁薄而易破,流出脓水,常见于脓疱疮。

(五)察二便

初生婴儿的胎粪,呈暗绿色或赤褐色,黏稠无臭;母乳喂养儿,大便呈卵黄色,稠而不成形,常发酸臭气;牛奶、羊奶喂养儿,大便呈淡黄白色,质地较硬,有臭气。大便燥结,为内有实热或津伤内热;大便稀薄,夹有白色凝块,为内伤乳食;大便稀薄,色黄秽臭,为肠腑湿热;下利清谷,洞泄不止,为脾肾阳虚;大便赤白黏冻,为湿热积滞,常见于痢疾;婴幼儿大便呈果酱色,伴阵发性哭闹,常为肠套叠;大便色泽灰白不黄,多系胆道阻滞。

小便黄褐如浓茶,伴身黄、目黄,多为湿热黄疸;若小便色红如洗肉水,或镜检红细胞增多者,为尿血。鲜红色为血热妄行,淡红色为气不摄血,红褐色为瘀热内结,暗红色为阴虚内热;若小便混浊如米泔水,为脾胃虚弱,饮食不调所致,常见于积滞与疳证。

(六)察指纹

指纹的辨证纲要归纳为"浮沉分表里,红紫辨寒热,淡滞定虚实,三关测轻重"。

"浮"指指纹浮现,显露于外,主病邪在表;"沉"指指纹沉伏,深而不显,主病邪在里。正常小儿的指纹大多淡紫隐隐在风关以内。纹色鲜红浮露,多为外感风寒;纹色紫红,多为邪热郁滞;纹色淡红,多为内有虚寒;纹色青紫,多为瘀热内结;纹色深紫,多为瘀滞络闭,病情深重。指纹色淡,推之流畅,主气血亏虚;指纹色紫,推之滞涩,复盈缓慢,主实邪内滞,如瘀热、痰湿、积滞等。纹在风关,示病邪初入,病情轻浅;纹达气关,示病邪入里,病情较重;纹进命关,示病邪深入,病情加重;纹达指尖,称透关射甲,若非一向如此,则示病情重危。

三、闻诊特点及临床意义

(一)听声音

1. 啼哭声

啼哭声音洪亮有力者多为实证;细弱无力者多为虚证;哭声尖锐,阵作阵缓,弯腰曲背,多为腹痛;啼哭声嘶,呼吸不利,谨防急喉风;夜卧啼哭,睡卧不宁,为夜啼或积滞。

2. 呼吸声

呼吸气粗有力,多为外感实证,肺蕴痰热;若呼吸急促,喉间哮鸣者,为风痰束肺,是为哮喘;呼吸急迫,甚则鼻扇,咳嗽频作者,是为肺气闭郁;呼吸窘迫,面青呛咳,常为异物堵塞气道。

3. 咳嗽声

干咳无痰或痰少黏稠,多为燥邪犯肺,或肺阴受损;咳声清高,鼻塞声重,多为外感;干咳无痰,咳声响亮,常为咽炎所致;咳嗽频频,痰稠难咯,喉中痰鸣,多为肺蕴痰热,或肺气闭塞;咳声嘶哑如犬吠者,常见于白喉、急喉风;连声咳嗽,夜咳为主,咳而呕吐,伴鸡鸣样回声者,为顿咳。

4. 语言声

呻吟不休,多为身体不适;妄言乱语,语无伦次,声音粗壮,称为谵语,多属心气大伤。语声低弱,多语无力,常属气虚心怯。语声重浊,伴有鼻塞,多为风寒束肺;语声嘶哑,呼吸不利,多为毒结咽喉。小儿惊呼尖叫,多为剧痛、惊风;语声謇涩,多为热病高热伤津,或痰湿蒙蔽心包。

(二)嗅气味

1. 口气

口气臭秽,多属胃热;嗳气酸腐,多为伤食;口气腥臭,见于血证,如齿衄;口气如烂苹果味,为酸中毒的表现。

2. 便臭

大便臭秽,是湿热积滞;大便酸臭而稀,多为伤食;下利清谷,无明显臭味,为脾肾两虚。

3. 尿臭

小便短赤,气味臊臭,为湿热下注;小便清长少臭,为脾肾虚寒。

4. 呕吐物

呕吐物气味酸臭,多因食滞化热;呕吐物臭秽如粪,多因肠结气阻,秽粪上逆。

四、问诊特点及临床意义

(一)问年龄

新生儿应问明出生天数,2岁以内的小儿应问明实足月龄,2岁以上的小儿应问明实足岁数及月数。

(二)问病情

1. 问寒热

小儿恶寒发热无汗,多为外感风寒;发热有汗,多为外感风热;寒热往来,多为邪郁少阳;但热不寒为里热;但寒不热为里寒;大热、大汗、口渴不已为阳明热盛;发热持续,热势鸱张,身热不扬,午后热盛,面黄苔腻,为湿热内蕴;夜间发热,腹壁及手足心热,胸满不食者,多为内伤乳食。

2. 问出汗

婴儿睡时头额有微微汗出是正常现象。白天不活动或稍动即汗出,为自汗,是气虚所致;入睡后汗出,醒后汗止,为盗汗,是阴虚或气阴两虚。热病中汗出热不解者,为表邪入里;若口渴、烦躁、脉洪、大汗者,为里热实证。

3. 问头身

头痛而兼发热恶寒,为外感风寒;头痛呕吐,高热抽搐,为邪热入营,属急惊风;头晕而兼发热,多因外感;头晕而兼面白乏力,多为气血不足;头痛如刺,痛有定处,多为瘀阻脑络。关节疼痛,屈伸不利,常见于痹证;肢体瘫痪不用,强直屈伸不利为硬瘫,多为风痰入络,血瘀气滞,痿软屈伸不能为软瘫,多因肝肾亏虚,筋骨失养。

4. 问二便

若大便酸臭,或如败卵,完谷不化,或腹痛则泻,泻后痛减,多属内伤乳食;若大便溏薄不化,或先干后溏,次数较多,或食后欲便者,多为脾虚运化失职;若便泻日久,形瘦脱肛者,多为中气下陷;便次多而量少,泻下黏冻,或见脓血,并伴里急后重者,多为痢疾。

小便频数短赤,伴尿急尿痛,多为湿热下注膀胱之热淋;排尿不畅或突然中断,或见尿血鲜红,或排出砂石者,为湿热煎熬之石淋。

5. 问饮食

若食欲不振,腹部胀满,嗳气吞酸,为伤乳伤食;多吃多便,形体消瘦,多见于疳证之胃强脾弱者。渴欲饮水,口舌干燥,为胃热津伤;渴不欲饮,或饮亦不多,多为湿热内蕴。

6. 问睡眠

小儿白天如常,夜不能寐,啼哭不休,或定时啼哭者,为夜啼;睡卧不安,烦躁不宁,多属邪热内蕴,心经郁热;睡中磨牙,或是胃热兼风,或是虫积;寐而不宁,肛门瘙痒,多为蛲虫病;睡中露睛,多为脾气虚弱。

(三)问个人史

包括胎产史、喂养史、生长发育史、预防接种史等。

五、切诊特点及临床意义

(一)脉诊

健康小儿脉象平和,较成人软而稍数,年龄越小,脉搏越快。小儿病理脉象主要有浮、沉、迟、数、无力、有力六种基本脉象,分别表示疾病的表、里、寒、热、虚、实。浮脉主表证,沉脉主里证;迟脉主寒,数脉主热;有力脉象为实,无力脉象为虚。

(二)按诊

1. 按头囟

囟门凹陷者为囟陷,多见于阴伤液竭之失水或极度消瘦者;囟门隆凸,按之紧张,为囟填,多见于热炽气营之脑炎、脑膜炎等;颅骨开解,头缝四破,头大额缩,囟门宽大者,为解颅,多属先天肾气不足,或后天髓热膨胀之故。

2. 按颈腋

耳下腮部肿胀疼痛,咀嚼障碍者,多是痄腮;触及质地较硬之圆形肿块,推之可移,头面口咽有炎症感染者,属痰热壅结之臀核肿痛;若仅见增大,按之不痛,质坚成串,则为瘰疬。

3. 按胸腹

胸骨高突,按之不痛者,为"鸡胸";脊背高突,弯曲隆起,按之不痛,为"龟背";胸胁触及串珠,两肋外翻,可见于佝偻病;剑突下疼痛多属胃脘痛;脐周疼痛,按之痛减,并可触及条索状包块者,多为蛔虫症;腹部胀满,叩之如鼓者,为气胀;叩之音浊,按之有液体波动之感,多为腹水;右下腹按之疼痛,兼发热,右下腹拘急者,多属肠痈。

4. 按四肢

四肢厥冷,多属阳虚;手足心热者,多属阴虚内热或内伤乳食;高热时四肢厥冷,为热深厥甚;四肢厥冷,面白唇淡者,多属虚寒;四肢厥冷,唇舌红赤者,多是真热假寒之象。

5. 按皮肤

肤热无汗,为热炽所致。肌肤肿胀,按之随手而起,属阳水水肿;肌肤肿胀,按之凹陷难起,属阴水水肿。

第六节

小儿辨治特点

一、小儿辨证特点

根据儿童的生理、病理、病因特点,儿童多用八纲辨证、脏腑辨证、卫气营血辨证。

(一)八纲辨证

八纲,指表、里、寒、热、虚、实、阴、阳八个纲领。

根据病情资料,运用八纲进行分析综合,从而辨别疾病现阶段病变部位的浅深、病情性质的寒热、邪正斗争的盛衰和病证类别的阴阳,以作为辨证纲领的方法,称为八纲辨证。

八纲是从各种具体证候的个性中抽象出来的带有普遍规律的共性,能把错综复杂的临床表现,分别概括为表证、里证、寒证、热证、虚证、实证,再进一步归纳为阴证、阳证两大类。就是说,对于任何一种证候,从大体病位来说,总离不开表或里;从基本性质来说,一般可区分为寒与热;从邪正斗争的关系来说,主要反映为实与虚;从病证类别来说,都可归属于阴或阳。因此,八纲辨证是中医辨证的纲领,是用于分析各种疾病共性的辨证方法,在诊断过程中能起到执简驭繁、提纲挈领的作用。

各类儿科病证之中诸如各种外感热病和内伤杂病的辨证,都可以归纳于八纲范畴。治疗大法的选择,如解表治里、祛寒清热、补虚泻实、调和阴阳等都需要在八纲辨证的基础上确定。

(二)脏腑辨证

脏腑辨证,是在认识脏腑生理功能、病理特点的基础上,将四诊所收集的症状、体征及有关病情资料,进行综合分析,从而判断疾病所在的脏腑部位及其病性的一种辨证方法。简言之,即以脏腑病位为纲,对疾病进行辨证。

脏腑辨证的意义,在于能够较为准确地辨明病变的部位。通过八纲辨证,可以确定证候的纲领,通过病性辨证,则可分辨证候的具体性质,但此时尚缺乏病位的判断,因而并非完整的诊断。由于脏腑辨证的体系比较完整,每一个脏腑有独特的生理功能、病理表现和证候特征,有利于对病位的判断,并能与病性有机结合,从而形成完整的证候诊断。所以,脏腑辨证是中医辨证体系中的重要内容,是临床辨证的基本方法,是各科辨证的基础,具有广泛的适用性,尤其适用于对儿科疾病的辨证。

脏腑辨证的基本方法,首先是应辨明脏腑病位。脏腑病证是脏腑功能失调反映于外的客观征象。由于各脏腑的生理功能不同,所以反映出来的症状、体征也不相同。根据脏腑不同的生理功能及其病理变化来分辨病证,这是脏腑辨证的理论依据。所以熟悉各脏腑的生理功能及其病变特点,则是脏腑辨证的关键所在。其次是要辨清病性。脏腑辨证不单是以辨明病变所在的脏腑病位为目的,还应分辨出脏腑病位上的具体性质。病性辨证是脏腑辨证的基础,如在脏腑实证中,有寒、热、痰、气滞、血瘀、水、湿等不同;在脏腑虚证中,又有阴、阳、气、血、精、津虚之别,只有辨清病性病机,才能得出正确的诊断,为治疗立法提供确切依据。

钱乙在辨证方面首创儿科五脏辨证体系,提出心主惊、肝主风、脾主困、肺主喘、肾主虚的辨证纲领,成为中医儿科辨证学中最为重要的方法。

(三)卫气营血辨证

卫气营血辨证,是清代叶天士在《外感温热篇》中所创立的一种适用于外感温热病的辨证方法。即将外感温热病发展过程中,不同病理阶段所反映的证候,分为卫分证、气分证、营分证、血分证四类,用以说明病位的浅深、病情的轻重和传变的规律,并指导临床治疗。

卫气营血辨证就其病位及层次、病变发展趋势而言,卫分证主表,邪在肺与皮毛,为外感温热病的开始阶段;气分证主里,病在胸、膈、胃、肠、胆等脏腑,为邪正斗争的亢盛期;营分证为邪热陷入心营,病在心与心包络,病情深重;血分证则为病变的后期,邪热已深入心、肝、肾等,重在耗血、动血,病情更为严重。

小儿为稚阴稚阳之体,容易受到温热病邪侵袭,故而各种温病在儿科发病率高。卫气营血辨证适用于多种温病,是小儿温病病机辨证的基本方法。

二、儿科常用内治法的用药原则及给药方法

(一)用药原则

1. 治疗及时准确

小儿脏腑娇嫩,形气未充,发病容易,变化迅速,易寒易热,易虚易实,因此要辨证准确,掌握有利时机,及时采取有效措施,争取主动,力求及时控制病情的发展变化。

2. 方药精简灵巧

小儿脏气清灵,对于药物的反应较成人灵敏。因此,在治疗时处方用药应力求精简,以"药味少、剂量轻、疗效高"为儿科处方原则。尤应注意不得妄用攻伐,对于大苦、大寒、大辛、大热、峻下、毒烈之品,均当慎用。

3. 重视先证而治

由于小儿发病容易,传变迅速,虚实寒热的变化较成人为快,故应见微知著,先证而治,挫病势于萌芽之时,挽病机于欲成未成之际。

4. 注意顾护脾胃

脾胃为后天之本,小儿的生长发育,全靠脾胃化生精微之气以充养,疾病的恢复赖脾胃健运生化,先天不足的小儿也要靠后天来调补。因此,不论病中和病后,合理调护均有利于康复,其中以调理脾胃为主。

5. 掌握用药剂量

小儿中药的用量相对较大,尤其是益气健脾、养阴补血、消食和中一类药性平和的药物,更是如此。但对一些辛热、苦寒、攻伐和药性较猛烈的药物,如麻黄、附子、细辛、乌头、大黄、巴豆、芒硝等,在应用时则需控制剂量。小儿用

药剂量常随年龄大小、个体差异、病情轻重、医者经验而不同。为方便掌握,中药汤剂可采用下列比例用药:新生儿用成人量的 1/6,乳婴儿用成人量的 1/3,幼儿用成人量的 1/2,学龄期儿童用成人量的 2/3 或接近成人量。

(二)给药方法

1. 口服给药法

根据年龄不同,每剂内服中药煎剂总药量为:新生儿 10 ~ 30ml;婴儿 50 ~ 100ml;幼儿及学龄前期儿童 120 ~ 240ml;学龄期儿童 250 ~ 300ml。服用汤剂,一般 1 日 1 剂,分 2 ~ 3 次温服,但应根据病情、病位、病性和药物的特点来决定不同的服药方法。

2. 鼻饲给药法

危重昏迷患儿反应差,无吞咽动作,可鼻饲给药。

3. 蒸气及气雾吸入法

蒸气及气雾吸入法是用蒸气吸入器或气雾吸入器,使水蒸气或气雾由患儿口鼻吸入的一种疗法,常用于肺炎喘嗽、咳嗽、哮喘、感冒、鼻渊等肺系疾病。一般不可用汤剂作雾化吸入,常用中药注射液,如炎琥宁注射液、清开灵注射液等。

4. 直肠给药法

肛管插入前先用凡士林滑润头部,徐徐插入肛门,依年龄大小,插入 5 ~ 15cm。治疗便秘,可将药液装入底部连接肛管的量杯内直接灌入。治疗其他疾病,常采用直肠点滴灌注法。此法在一定程度上避免了小儿服药难的问题,而且对于外感发热、肠胃疾病、水毒内闭等有较好的疗效。

5. 注射给药法

将供肌内注射、静脉滴注的中药制剂,按要求给予肌内注射、静脉注射或静脉点滴。肌内注射或静脉注射给药,使用便捷,给药准确,作用迅速,是儿科比较理想的一种给药方法。

三、儿科常用内治法及其适应病证

1. 疏风解表法

适用于外邪侵袭肌表所致的表证,如感冒、咳嗽、咽喉肿痛等。可用疏散风邪的药物,使郁于肌表的邪毒从汗而解。

2. 止咳平喘法

适用于邪郁肺经,痰阻肺络所致的咳喘证,如咳嗽、哮喘、肺炎喘嗽等。寒痰内伏可用温肺散寒、化痰平喘的药物;热痰内蕴可用清热化痰、宣肺平喘的药物。

3. 清热解毒法

适用于热毒炽盛的实热证,如温热病、湿热病、斑疹、血证、丹毒、疮痈、痄腮、黄疸、痢疾等。

4. 消食导滞法

适用于小儿乳食不调,饮食内积之证,如积滞、伤食吐泻、疳证、厌食等。

5. 利水消肿法

适用于水湿停聚,小便短少而水肿的患儿,可治水肿、小便不利,以及泄泻、痰饮等。

6. 驱虫安蛔法

适用于小儿各种肠道寄生虫病,如蛔虫病、蛲虫病等。

7. 镇惊息风法

适用于小儿窍闭神昏,抽搐之证,如惊风、痫证、小儿暑温等。

8. 补脾健脾法

适用于脾虚证,是通过补益脾气、滋养脾血、补益脾阴、温补脾阳,治疗脾胃气、血、阴、阳不足病证的治法。

9. 调脾助运法

适用于脾运失健证,是通过运脾化湿、运脾开胃、理气助运、温运脾阳,消除影响脾运的各种病理因素,治疗湿困于脾、乳食积滞、中焦气滞等各种原因所致脾运胃纳功能失健的治法。

10. 培元补肾法

适用于小儿胎禀不足,肾气虚弱及肾不纳气之证,如胎怯、五迟、五软、遗尿、解颅、哮喘等。

11. 凉血止血法

适用于小儿各种出血证候,如鼻衄、齿衄、紫癜、血尿、便血等。血证急性者多由于热入血分、迫血妄行引起,用清热凉血法治疗居多。但是,气不摄血、脾不统血、阴虚火旺等虚证出血临床也不少见,因此,可与补气、健脾、养阴、清虚热等药配合应用。

12. 活血化瘀法

适用于各种血瘀之证,如肺炎喘嗽时见口唇青紫、肌肤瘀斑瘀点以及腹痛如针刺、痛有定处、按之有痞块等。

13. 回阳救逆法

适用于小儿元阳虚衰之危重证候,临床可见面色苍白,神疲肢厥,冷汗淋漓,气息奄奄,脉微欲绝等。此时必须用峻补阳气、救逆固脱的方剂加以救治。

四、儿科常用外治法及其临床应用

1. 熏洗法

熏洗法是将药物煎成药液,熏蒸、浸泡、洗涤、沐浴患者局部或全身的治疗方法。熏蒸法用于麻疹、感冒的治疗及呼吸道感染的预防等。如麻疹初期透疹,用生麻黄、浮萍、芫荽子、西河柳煎煮,加黄酒擦洗皮肤。浸洗法用于痹证、痿证、外伤、泄泻、脱肛、冻疮及多种皮肤病,常与熏法同用先熏后洗,如石榴皮、五倍子、明矾煎汤先熏后洗治疗脱肛。药浴法用于感冒、麻疹、痹证、五迟、五软、紫癜及瘾疹、湿疹、白疕等多种皮肤病,如苦参汤温浴治全身瘙痒症,香樟木汤揩洗治疗瘾疹等。

2. 涂敷法

涂敷法是用新鲜的中药捣烂成药糊,或用药物研末加入水或醋调匀成药液,涂敷于体表局部或穴位处的一种外治法。如白芥子、胡椒、细辛研末,生姜汁调糊,涂敷肺俞穴,治寒喘;鲜马齿苋、青黛、鲜丝瓜叶等任选一种,调敷于腮部,治疗痄腮。

3. 罨包法

罨包法是用药品置于局部肌肤,并加以包扎的一种外治法。如用芒硝包扎于脐部,用治饮食不节、食积中脘所致腹胀腹满、嗳腐酸臭、时有呕恶、舌苔厚腻等。用大蒜头适量,捣烂后包扎于足心涌泉穴和脐部,有温经止泻的作用,防治慢性泄泻。用五倍子粉醋调罨包置脐内治疗盗汗等。

4. 热熨法

热熨法是将药炒热后,用布包裹以熨肌表的一种外治法。如炒热食盐熨腹部治疗寒证腹痛。用生葱、食盐炒热,熨脐周围及少腹,治疗尿癃。用葱白、生姜、麸皮,热炒后用布包好,熨腹部,治疗内寒积滞的腹部胀痛。用吴茱萸炒热,布包熨腹部,治风寒腹痛等。

5. 敷贴法

敷贴法是将药物制成软膏、药饼,或研粉撒于普通膏药上,敷贴于局部的一种外治法。如炒白芥子、面粉等份研末水调,纱布包裹,敷贴于背部第 3 ~ 4 胸椎处,每次 15 分钟,皮肤发红则去药,治疗肺炎后期湿性啰音经久不消。用丁香、肉桂等药粉,撒于普通膏药上贴于脐部,以治婴儿泄泻。在夏季三伏天,用延胡索、白芥子、甘遂、细辛研末,以生姜汁调成药饼,敷于肺俞、膏肓、百劳穴上,治疗寒性哮喘等。

6. 擦拭法

擦拭法是用药液或药末擦拭局部的一种外治法。如用金银花、甘草煎汤,或用野菊花煎汤,洗涤口腔,治疗口疮和鹅口疮。

7. 药袋疗法

药袋疗法是将药物研末装袋,制成香囊给小儿佩挂,或做成兜肚系挂,或做成枕头的外治法。如用茴香、艾叶、甘松、官桂、丁香等制成的暖脐兜肚治疗脾胃虚寒性腹痛吐泻;苍术、冰片、白芷、藁本、甘松等制成的防感香囊,有降低反复发高烧甚至患上肺炎的儿童发病率的作用。

8. 推拿疗法

推拿疗法具有促进气血循行、经络通畅、神气安定、脏腑调和的作用,常用于治疗脾系疾病,如泄泻、呕吐、腹痛、疳证、厌食、积滞、口疮等;肺系疾病,如感冒、咳嗽、肺炎喘嗽、哮喘等;杂病,如遗尿、痿证、痹证、惊风、肌性斜颈、五迟、五软等。推拿疗法亦有一些禁忌证,如急性出血性疾病、急性外伤、脊背皮肤感染等。

第七节

小儿推拿特点

一、小儿与成人的差异

儿童自出生以来，组织器官均已长成，堪称"麻雀虽小，五脏俱全"，然而为什么要单独分出小儿呢？自然是因为有差异，并且这种差异应该采取不同的干预方法。因此，我们不能将儿童简单看作为"成人的缩小版"。

1. 解剖方面存在差异

儿童虽有完整的器官组织，但是体格比例明显不同于成人。儿童呼吸道较成人而言，就显得狭窄，容易发生异物阻塞，即使是自身产生的痰也更容易堵塞气道。兼顾呼吸道狭窄的情况，可以提前预防发生阻塞的可能。小儿的肾脏较成人相对偏重，位置偏低，因此在腹部触诊的时候，容易摸到。故而，不能按照成人的解剖器官来理解儿童的器官，正如果实的成熟过程，幼果和成熟的果实，在体积、形态、成分等方面均存在一定的差别，所以幼果不能等同于成熟的果实。

2. 生理方面存在差异

从解剖而言，儿童具备了相应的器官，但是这些器官是不成熟的，有些尚不具备完善的功能。因此，在生理方面存在很大的差异，可以说年龄越小功能的差异越大。古人早就认识到了这种差别，总结为"脏腑娇嫩，形气未充；生机蓬勃，发育迅速"。生长发育始终贯穿着整个儿童时期，因此，务必时时刻刻兼顾儿童的饮食与营养。儿童的免疫功能亦不完善，容易出现感染性的疾病，及时接种相应的疫苗就显得非常重要。

3. 病理方面存在差异

如血常规，儿童跟成人相比在白细胞、红细胞、血红蛋白等参数方面有较大的差异，尤其在新生儿阶段，基本上每天就存在着变化，非儿科专业大夫有时都不一定明白其病理意义。同是维生素 D 缺乏,儿童容易患佝偻病,成人则为骨软化病。同是肺炎,儿童多为支气管肺炎,成人多为大叶性肺炎。

4. 在疾病方面存在差异

因为解剖、生理、病理等各方面的差异,儿童时期存在一些特有的疾病,如手足口、猩红热、麻疹等传染类疾病,再有佝偻病、矮小症、性早熟等特有疾病。尚有一些儿童时期容易高发的疾病,如呼吸道感染、感染性腹泻、消化不良等。即使同是跟成人相同的疾病,儿童也存在轻重、疗程、预后等各方面的差异。正如古人所总结"发病容易,传变迅速;脏气清灵,易趋康复"。古人还认为小儿体质多为"稚阴稚阳""纯阳之体""易虚易实,易寒易热",因此在罹患疾病种类、病情轻重缓急方面均存在差异。

5. 在诊断方面存在差异

同是痢疾杆菌引起的细菌性痢疾,在成人则很少有危重病例,但是在儿童往往危重,需要及时干预。症状也可能不同,初起可能出现高热及惊厥的情况。同是惊厥,在新生儿、年长儿、成人可能存在原因不同,需要重视年龄的因素。儿科素为"哑科",问诊在儿童疾病信息采集方面大打折扣,尤其对于三岁以内的儿童。因此,检查、查体及望诊在儿童诊断方面就显得非常重要,正所谓"望而知之谓之神"。

6. 在治疗方面存在差异

疾病有异,治疗则不同。因儿童解剖及代谢方面的差异,对药物吸收、代谢亦存在差异。儿童的用药安全尤其显得重要。儿童治疗务必用量轻灵,疗程要尽可能的短。一味追求速效,不顾儿童的用药安全是一种误区。古代医家亦强调儿童用药应该"随拨随应",要有"四两拨千斤"之巧劲。我在临床用方用药,亦提出过一个"5 日疗程原则",即一周中服药五天,休息两天,就是一个一周的疗程。此就是考虑到儿童代谢与成人的差异。

总之,儿童年龄小,各种器官的功能不完善;心智小,思想不成熟;能力小,不能自理;知识少,对很多事情不能理解,不能进行正常的社会活动;语言弱,不能良好表达各种不适,尚且可能需要父母代诉而产生偏差。因此,需要专科大夫对儿童疾病进行诊治。

二、小儿推拿特点

基于小儿生理、病理、病因、病症、诊治特点,小儿推拿亦不同于成年推拿。小儿多阳证、实证、热证,故而在推拿疗法上多采用解表法,如推坎宫、推太阳、拿风池等。清热法,如清天河水、退六腑、捏脊等。消导法,如推脾经、清大肠、揉板门、揉中脘、揉天枢等。

为进一步改善小儿推拿的依从性以及遵循推拿慎风寒的要求,基于"小儿百脉汇于两掌"等理论,小儿推拿多选手部特定穴,甚至三字经流派专用左手取穴,在临床实践中取得了一定疗效及经验。

在实践摸索中,除去经穴、经外奇穴,发现了许多特定穴,这些穴位不仅有"点"穴,而且还有"线"穴、"面"穴,如精宁、威灵、一窝风、小天心、天河水、三关、六腑、脾、肾、脐、八卦等。

基于小儿"脏腑娇嫩,形气未充",与成人推拿相比,小儿推拿多选用轻柔手法,如摩法、揉法,一般选取较少的穴位,操作时间短,手法轻柔,讲究匀速。

总之,与成人相比,小儿有特定的生理、病理、病因、病症、诊法、治法、穴位,故而应该有相应的选穴、手法、优势病种等,如发现了六腑、三关、脾、肾等穴位,选用了按弦搓摩、运水入土、水底捞月、苍龙摆尾等复式手法,遴选了消化不良、厌食、便秘、遗尿、斜颈、臂丛神经损伤等一些优势病种。

小儿推拿操作基础

一、小儿推拿的原理

对于小儿推拿的作用原理,古人早有探索及论述。《圣济总录》言:"可按可摩,时兼而用,通谓之按摩。按之弗摩,摩之弗按,按止以手,摩或兼以药,曰按曰摩,适所用也。"将按摩的作用机制分为两大类,即:"大抵按摩法,每以开达抑遏为义,开达则壅蔽者以之发散,抑遏则剽悍者有所归宿,是故按一也。"从而使按摩同阴阳、升降等传统中医理论对接,可见按摩发散邪气、阻遏邪气的作用。后续医家尚有"按之则热气至""按之则血气散""按之痛止""按而收之""推而散之"等诸多论述。其实,小儿推拿还通过调和气血、鼓动气血而具有提升正气的作用。

小儿推拿的作用部位是皮部。皮部是十二经脉循行体表的相应区域,外连经脉,内通脏腑,能反映脏腑气血盛衰。人体皮部依托经络向两侧伸展,并且与其他经络、皮部相融合,覆盖了人体体表,不仅具有保护、吸收、分泌、排泄、卫外、体温调节、维持水盐代谢等基本功能外,还具有感受、传导、整合和调节各种刺激及信息的作用。通过这种手法的刺激,达到调和气血、调和脏腑的作用。

从现代科学来看,推拿的操作过程及治疗原理符合机械力学的特征。即操作者出力、做功、在接触面上产生并释放机械能和生物能,并通过不同形式的能量转化影响机体。力有大小、方向、作用点三个要素。这三个要素决定了刺激量。力度大、垂直方向、接触面积小刺激性就强,如点法、捣法、指振法;力度轻、倾斜或水平方向、接触面积大刺激性就弱。强刺激深透,多达到脏腑、深层组织、骨和关节;弱刺激多在皮肤、皮下或肌层。手法作用于体表,使得局部变形称为做功。做功就会产生能量,施术者的手法表现为机械能(包括势能和动能),机体接受与感知这种能量和信息后,在局部产生位移,产生热、电、声,产生生物学效应,并最终转化为患者康复所需要的能量。

二、小儿推拿的功效

小儿推拿是通过阻断、逆转阴阳失调、邪正失调、气血失调、脏腑失调、经络失调等,通过调节阴阳、调节脏腑气血、补虚泻实、适其寒温和顺应升降等来防止疾病的。总体来看,小儿推拿具有如下功效。

1. 调整阴阳

(1)阴阳穴位,调整阴阳:阳穴似火,具有温煦作用,或有学者称为暖穴;阴穴似水,具有滋润作用,或有学者称为凉穴。阳穴多位于阳面,如手背、前臂桡侧、上半身、背部、下肢外侧;阴穴位于阴面,如手掌、前臂尺侧、下半身、胸腹部、下肢内侧等。一般而言,阴部穴位可以治疗高热、神昏、急惊、便秘等实证,如小天心、天河水、六腑、内八卦;阳部穴位可以治疗久泄、久喘、遗尿、畏寒等虚证,如外劳宫、一窝风、阳池、三关等。

(2)阴阳配穴,以平为期:将阴阳部位和属性不同的穴位配伍,以加强疗效或制约性或纠正病证阴阳之偏。如清天河水配伍揉二马交通心肾之阴阳。同类穴位配伍,即相同属性穴位配伍以增强功效。

2. 调整脏腑气血

小儿推拿注重脏腑的生理功能及特性,创造了许多调节脏腑气血的特殊方法。

(1)脏腑穴位:选用脏腑穴位以调节脏腑相应功能,如脾、心、肝、肾。

(2)根据脏腑生理特性及五行理论进行配伍补泻。

(3)局部治疗:根据体表投影,接近脏腑部位穴位有调整相应脏腑作用。

(4)开官窍,通脏腑:如鸣天鼓以补肾。

3. 调节升降出入

机体功能的实现需要靠气机。气机就是升降出入,也就是人体方向,是人体生命的特征。升降紊乱是疾病的共性,调整升降为具有方向性的手法优势。

(1)导引经气:采用揉、摩、运、拿等手法,导引气血至操作部位。

(2)按而收之,阻截升降:在机体上端采用向下的操作,在下端采用向上操作。

(3)顺应升降,推而助之:操作向上为升,如捏脊。操作向下为降,如推桥弓。

(4)拿以使外,按以使内:拿法升散,按法内聚。

4. 补虚泻实

凡能提高人体或脏腑兴奋性,激活经穴,增益活力和功能的是补;降低兴奋性,抑制经穴传导,减低活力和功能为泻。补法能够升阳、提神、醒脑、促兴奋;泻法能够降温、镇静、安神、促抑制。通过力度、时间、频率、方向可以确立相应的补泻方法。

三、小儿推拿的治疗法则

中医的治疗有总的治则,也有具体的治法。如治未病、治病求本、调整阴阳、扶正祛邪、调和气血、调和脏腑、三因制宜,这些都是应该遵从的,但是小儿推拿还有一些特色治疗法则应该注意。

1. 逆势法则

疾病有病理趋势,如呕吐、呃逆、咳喘、哮喘、汗证、耳鸣、目赤、目痛等向上趋势,也有腹泻、遗尿、尿频、脱肛、头昏等向下趋势。所谓逆势治疗就是要针对症状表现出来的趋势,采用相反的方向来治疗,以尽快平息上逆,升提下陷的气逆、气陷病机。

2. 调和法则

寒热、虚实、脏腑功能,均应该调至平和状态。实则泻之,虚则补之。

3. 就近法则

驱邪有一定路径,推拿有驱邪的作用,总体以路径越短,越容易驱邪。汗法多从体表出,吐法多从口鼻出,下法多从二便出。正如《内经》说"其在表者,汗而发之""其高者,因而越之""其下者,引而竭之"。

4. 肃洁法则

肃为整齐,洁为干净。小儿"脏气清灵",肺失肃降则咳喘,脾失肃洁则吐泻,肾失肃洁则浊淋,肝失肃洁则郁生,心失肃洁则痒疮。因此,应该因势利导,顺势而为,如胃空了才不吐,腹净了才不泄,肺肃了才不咳。又如董氏指压法,欲止其吐,先吐其浊。

5. 平和法则

阴平阳秘,精神乃治。中医理论历来讲究和,健康就是平和状态,疾病就是失和状态,作为治疗者,所有的工作就是求和。平和阴阳、平和气血、平和脏腑都是求和的方式。"旦助阳、暮益阴"就是根据时辰指导推拿的一种调和体现。

四、小儿推拿适应证与禁忌证

小儿推拿对象一般适合于 6 岁以下儿童,尤其适用于 3 岁以下儿童。很多流派一般为 6 ~ 7 岁以下儿童,甚至超出年龄段的都不接诊。亦有不分年龄的,如三字经流派,儿童、成人均可以采取相应推拿治疗。我们推荐 0 ~ 14 岁儿童可以进行小儿推拿,具体根据儿童年龄分期区别对待。

(一)小儿推拿的适应证

小儿推拿相对适应证广,但相对而言感冒、咳嗽、发热、腹痛、腹泻、呕吐、咽炎、消化不良、肥胖、厌食、疳积、哮喘、反复呼吸道感染、支气管炎、夜啼、惊证、急性斜颈、脑瘫、近视、汗证等具有较好效果,为小儿推拿的优势病种。在出现这类问题之时,应该优先选用小儿推拿疗法,当然亦有一些疾病可以进行推拿治疗,具有一定的辅助作用,如肺炎、腹胀、佝偻病、湿疹、脱肛、跌打损伤、臂丛神经损伤等。

(二)小儿推拿禁忌证

不是所有情况均可以进行小儿推拿,下列情况应该慎重。

1. 各种皮肤病患处以及皮肤有破损的地方不能推拿,如皮肤炎症、疔疮、肿块、脓肿、疖肿等亦不能推拿。

2. 感染性的疾病,如骨结核、骨髓炎、蜂窝织炎、丹毒、猩红热、麻疹、病毒性肝炎、肺结核等。

3. 有出血倾向的疾病,如血小板减少性紫癜、白血病、血友病、再生障碍性贫血、过敏性紫癜等。

4. 骨与关节结核和化脓性关节炎局部应该避免推拿,以及可能存在肿瘤、外伤骨折、脱位等不明疾病。

5. 严重的心、肺、肝、肾等脏器疾病的。

推拿手法、力度、方向亦应该规范,不能暴力推拿,以防婴儿摇晃综合征等意外情况发生。

五、小儿推拿的介质

随着医学的发展,小儿推拿使用的介质、器具等日益先进完善。

(一)古文献记载

《五十二病方》中记载以汤匙边摩拭病变部位治疗小儿惊风抽搐,是一种器具按摩法,是现今刮痧疗法的早期模型。

《黄帝内经》九针中记载了"圆针"和"锟针",两者都属于按摩工具的一种。

《金匮要略·脏腑经络先后病脉证》中有载:"若人能养慎,不令邪风干忤经络,适中经络,未流传脏腑,即医治之。四肢才觉重滞,即引导、吐纳、针灸、膏摩,勿令九窍闭塞。"记载的是一种膏摩法,指应用特制的中药膏涂抹于病患处并使用手法对特定部位、穴位进行按摩的一种治疗方法。该方法由于具有药物和推拿手法的双重协调效用,疗效优于单独使用其中一种方法,并且药物还起到了保护小儿娇嫩皮肤的作用,为后世小儿推拿使用介质奠定了基础。

唐代孙思邈首次将膏摩法用于防治小儿疾病的保健推拿范围,《备急千金要方》中记载"小儿虽无病,早起常以膏摩囟上及手足心,甚避寒风",并且系统地按不同疾病分为"少小心腹热""少小风邪所中、中大风""中客忤""项强欲死""鼻塞不通涕出""夜啼""腹胀满""不能乳食"等十余种膏摩方法。

(二)现代发展

在现代小儿推拿治疗临床应用中,常使用一些介质如滑石粉、薄荷汁、冬青膏等,使用介质不仅有表面润滑作用,还可以防止推拿过程中擦破皮肤。由于介质具有一定的药理作用,与手法配合后可提高临床疗效。

1. 滑石粉

滑石粉可以润滑皮肤,减少皮肤摩擦,保护小儿皮肤。一年四季均可以使用,是小儿推拿临床最为常用的一种介质。

2. 爽身粉

爽身粉有润滑皮肤和吸水性强的特点,质量较好的爽身粉可以替代滑石粉。

3. 生姜汁

生姜汁可以用于风寒感冒,或胃寒呕吐及腹痛、腹泻等。

4. 葱白汁

葱白汁可以用于风寒感冒。

5. 鸡蛋清

鸡蛋清多用于消化不良,热性病,或久病后烦躁不眠、手足心热等病症。

6. 薄荷水

薄荷水用于风热感冒或风热上犯所致的头痛、目赤、咽痛等。

7. 冬青膏

冬青膏由水杨酸甲酯、凡士林、薄荷脑及少量麝香配制,具有温经散寒的作用。常用于小儿虚寒性腹泻的推拿治疗。

8. 麻油

麻油适用于小儿身体各个部位的推拿,具有润滑除燥作用,也可以在刮法时使用。

六、小儿推拿操作顺序

小儿推拿操作顺序一般有三种方式,可以根据临床灵活使用。

1. 先推头面部穴位,再依次推胸腹、四肢、腰背部穴位。

2. 先推主穴,后推配穴。

3. 根据病情轻重缓解,决定推拿的操作顺序。如胃热呕吐,可以先推颈项部天柱骨止呕,再推上肢板门、清大肠等。

不管采用哪种方式,无论主穴还是配穴,在手法上,首先选用轻柔的手法,如揉法、摩法、运法、推法,而刺激性强的手法随后操作,如掐法、捏法、拿法。另外,上肢部取穴,不分男女,一般推一侧手。

七、小儿推拿的注意事项

1. 推拿过程应该兼顾"形神",一般选用患儿舒适及容易暴露位置,多采用家长抱坐或抱卧患儿体位。大龄儿童可以采用坐位、卧位,尽可能让小儿具有安全感。在此基础上,施术者应取省力、适用、美观的姿势,兼顾医患之形。施术者更应该调神,静气凝神,如此更能调整气血、阴阳、功能。

2. 推拿环境应该适宜,空气清新、环境安静、场所洁净。

3. 施术者态度和蔼,耐心仔细,认真操作,做好充分的术前沟通,做好充分的术前准备。

4. 推拿时间根据患者年龄、体重、体质、病证而定,选择合适的手法,一般30分钟以内,每日治疗 1 次,急性病可以每日治疗 2 次。

5. 上肢部穴位,习惯推一侧,不分男女。其余双侧穴位,可以取两侧。

6. 治疗时选择合适介质,如滑石粉、润肤油。

7. 不宜饱腹、哭闹时推拿。

8. 施术前后,术者均应该消毒双手。

小儿推拿常见异常情况及处理

就规范的小儿推拿而言,总体是一种安全有效、绿色的治疗方法,但是,如施术者手法不当,患儿配合不当,亦可能发生一些问题,如皮肤破损及瘀斑、软组织损伤、疼痛、骨折脱位、脊髓损伤、晕厥等,蛮力粗暴施术者,甚至带来更大的危害。发生异常情况时,应该及时对症处理。

一、皮肤破损及瘀斑

(一)发生原因

1. 治疗时操作不当,如擦法操作时间过长或产热过多引起皮肤烫伤。
2. 施术者长时间、重刺激手法治疗。
3. 容易出血病症的患儿。

(二)处理方法

1. 停止手法,做好局部皮肤消毒。
2. 局部小瘀块,一般不处理,3 天左右自然吸收。
3. 严重者,可以制动,冷敷;此后热敷,消肿、止痛。

(三)预防措施

1. 使用介质,防止破皮。
2. 不宜用强刺激手法。
3. 术前了解病情,关注是否有容易出血病症。

二、软组织损伤

(一)发生原因

1. 使用蛮力,手法粗暴生硬。
2. 在颈腰部,过度用力,引起组织损伤。

(二)处理方法

1. 停止治疗,检查损伤情况。
2. 制动,局部冷敷,之后采用轻揉类手法,配合湿热敷贴等。

(三)预防措施

1. 规范手法,不可蛮力。
2. 旋转类手法,应该掌握生理活动范围。

三、疼痛

(一)发生原因

1. 手法选用不当或操作不规范。
2. 操作时间过长,手法力度过重。
3. 患者痛阈低或紧张。

(二)处理方法

1. 一般不做特别处理,停止后自行消失。
2. 疼痛剧烈者,可以采用轻柔类手法或局部理疗或热敷。

(三)预防措施

1. 推拿前做好沟通,缓解紧张。
2. 手法轻柔,推拿时间不宜过长。

四、骨折脱位

(一)发生原因

1. 手法选用或者操作不当,压力过重,刺激过强。
2. 患者体位不当。

(二)处理方法

1. 立即停止手法。
2. 制动、固定、X 线片检查,骨科就诊。

(三)预防措施

1. 术前检查、评估,排除骨折及骨质病变或其他不宜推拿者。
2. 规范手法,不可暴力及蛮力。
3. 采取舒适的体位。

五、脊髓损伤

(一)发生原因

1. 暴力手法者。
2. 运动类手法超于正常生理活动范围。
3. 有脊柱外伤或肿瘤等占位性病变。

(二)处理方法

1. 停止手法操作。
2. 制动、固定、CT 或 MRI 检查。
3. 请专科医师会诊,针对性处理。

（三）预防措施

1. 掌握病情，明确诊断。
2. 熟悉人体结构及解剖，熟悉结构的正常生理活动范围。
3. 规范手法。

六、晕厥

（一）发生原因

1. 体质虚弱者。
2. 精神紧张者。
3. 饥饿状态，血糖相对低者，或过度劳累、大汗淋漓后。
4. 操作手法过重、过强。

（二）处理方法

1. 停止手法操作。
2. 平卧，放松，配合深呼吸。轻者，休息片刻，饮温开水或糖水后可以恢复。
3. 重者按揉内关、十宣、合谷等，危重症对症处理。

（三）预防措施

1. 详细了解患者体质情况、精神状态。
2. 选择合适的体位，采用合适的手法。
3. 避免饥饿，过度疲劳状态。
4. 保持操作时的空气流通。

小儿推拿疗法的学习及实践方法

小儿推拿疗法是一种实践操作的治疗方法,有一定理论依据。小儿推拿上手非常容易,以至于很多速学速成后都从事该行业。我们鼓励专业人员从事该行业,并有如下学习及实践方法:

1. 学习中医理论:推荐《中医基础理论》《中医诊断学》《中药学》《方剂学》《局部解剖学》《针灸学》《中医儿科学》《小儿推拿学》8 本书的学习。

2. 学习中医儿科生理、病理、病证诊治,对中医儿科的诊治有总体的了解。

3. 学习经络学,了解经络的循行特点及相关原理。

4. 熟悉经络及穴位。

5. 练习手法,对推拿手法应该熟练掌握。

6. 练习功法,应该不断加强功法练习,增加临床疗效。

7. 病症的手法实践。多对儿科疾病进行小儿推拿疗法实践,尤其是一些常见小问题。

8. 不断总结、反思、提升,进一步指导临床。

9. 开展临床观察及相关经验研究。

10. 不断开展交流,多跟患者交流,感受疗效,多跟同行交流,开阔眼界。

为增强小儿推拿疗法的依从性,我们亦鼓励广大家长在家中对孩子进行推拿操作,可以干预一些疾病,更多的是一种儿童保健的良好方法,也是一种亲子的良好方法。建议具备如下学习及实践方法:

1. 初步了解中医理论。

2. 初步掌握儿童的生理、病理特征。

3. 初步掌握推拿手法。

4. 熟悉儿童常见推拿穴位。

5. 根据疾病及保健套路，实践推拿疗法，手法要轻，时间要短，应该循序渐进，也应该持之以恒。

第三章

常见小儿推拿穴位

概述

一、穴位的概念

穴位,又称腧穴,是人体脏腑经络之气输注于体表的特殊部位。腧,本写作"输",或从简作"俞",有转输、输注的含义,言经气转输之义;穴,即孔隙的意思,言经气所居之处。

腧穴在《内经》中又称作"节""会""气穴""气府""骨空"等;后世医家还将其称之为"孔穴""穴道""穴位";虽然"腧""输""俞"三者均指腧穴,但在具体应用时却各有所指。腧穴,是对穴位的统称;输穴,是对五输穴中的第三个穴位的专称(五输穴是十二经脉各经分布于肘膝关节以下的五个重要腧穴,包括"井、荥、输、经、合"五穴);俞穴,专指特定穴中的背俞穴。

小儿与成人有相同的脏腑组织及经络,只是成而未全,全而未壮,小儿的腧穴跟成年人应该是相同的。

二、穴位的分类

穴位大体可以分为三类,即经穴、奇穴、阿是穴。

1. 经穴

经穴是指具有固定的名称和位置,且归属于十二经和任脉、督脉的腧穴,又称十四经穴。这类腧穴具有主治本经病证的共同作用,因此,归纳于十四经脉系统中,简称"经穴"。十四经穴是腧穴的主要部分。

2. 奇穴

奇穴是指既有一定的名称,又有明确的位置,但尚未归入或不便归入十四经系统的腧穴。这类腧穴的主治范围比较单纯,多数对某些病症有特殊疗效,因而未归入十四经系统,故又称"经外奇穴"。历代对奇穴记载不一,也有一些奇穴在发展过程中被归入经穴。

3. 阿是穴

阿是穴是指既无固定名称,亦无固定位置,而是以压痛点或病变部位或其他反应点等作为施术部位的一类腧穴,又称"天应穴""不定穴""压痛点"等。

三、穴位的主治特点

每个穴位都有自己的主治功效及特点,如同中药一样,掌握穴位一定要熟悉穴位的功效,总体而言,穴位有一些共性主治特点。

1. 近治作用

近治作用是指腧穴均具有治疗其所在部位局部及邻近组织、器官病证的作用。这是一切腧穴主治作用所具有的共同特点,是"腧穴所在,主治所在"规律的体现。

2. 远治作用

远治作用是指腧穴具有治疗其远隔部位的脏腑、组织器官病证的作用。腧穴不仅能治疗局部病证,而且还有远治作用。十四经穴,尤其是十二经脉中位于四肢肘、膝关节以下的经穴,远治作用尤为突出。如合谷穴不仅能治疗手部的局部病证,还能治疗本经所过处的颈部和头面部病证。这是"经脉所过,主治所及"规律的反映。

3. 特殊作用

特殊作用是指某些腧穴具有双向的良性调整作用和相对的特异治疗作用。

所谓双向良性调整作用,是指同一腧穴对机体不同的病理状态,可以起到两种相反而有效的治疗作用。如腹泻时针天枢可止泻,便秘时针天枢可以通便;内关可治心动过缓,又可治疗心动过速。

四、穴位的主治规律

穴位具有分经和分部两大主治规律,具体如下:

1. 分经主治规律

分经主治,是指某一经脉所属的经穴均可治疗该经循行部位及其相应脏腑的病证。古代医家在论述针灸治疗时,往往只选取有关经脉而不列举具体穴名,即所谓"定经不定穴。"如《灵枢·杂病》记载:"齿痛,不恶清饮,取足阳明;恶清饮,取手阳明。"实践证明,同一经脉的不同经穴,可以治疗本经相同病证。根据腧穴的分经主治规律,后世医家在针灸治疗上有"宁失其穴,勿失其经"之说。

另外,手三阳、手三阴、足三阳、足三阴、任脉和督脉经穴既具有各自的分经主治规律,同时又在某些主治上有共同点。

手三阴经共治胸部病,手厥阴经、手少阴经共治神志病。手太阴经治肺、喉病,手厥阴经治心、胃病,手少阴经治心病。

手三阳经共治眼病、咽喉病、热病,手少阳经、手太阳经共治耳病。手阳明经治前头、鼻、口齿病,手少阳经治侧头、胁肋痛。手太阳经之后头、肩胛、神志病。

足三阳经共治神志病、热病,足少阳病、足太阳经共治眼病,足阳明经治前头、口齿、咽喉、胃肠病,足少阳经治侧头、耳、项、胁肋、胆病,足太阳经治疗头、项、背腰、肛肠病。

足三阴共治腹部病、妇科病,足厥阴经、足少阴经共治前阴病,足太阴经治疗脾胃病,足厥阴经治疗肝病,足少阴经治疗肾、肺、咽喉病。

任脉穴有回阳、固脱及强壮作用;督脉穴可治疗中风、昏迷、热病、头面病;而二经穴均可治疗神志病、脏腑病、妇科病。总之,十四经腧穴的分经主治既各具特点,又具有某些共性。

2. 分部主治规律

分部主治,是指处于身体某一部位的腧穴均可治疗该部位及某类病证,即腧穴的分部主治与腧穴的位置特点相关。如位于头面、颈项部的腧穴,以治疗头面五官及颈项部病证为主,后头区及项区穴又可治疗神志病等。

五、穴位的定位方法

常用的腧穴定位方法有以下 4 种:

1. 骨度分寸定位法

骨度分寸定位法是指主要以骨节为标志,将两骨节之间的长度折量为一定的分寸,用以确定腧穴位置的方法。不论男女、老少、高矮、胖瘦,均可按一定的骨度分寸在其自身测量。现时采用的骨度分寸是以《灵枢·骨度》所规定的人体各部的分寸为基础,结合历代医家创用的折量分寸而确定的。

常用的骨度寸见表(表 3-1):

表 3-1　常用的骨度寸

部位	起止点	折量寸	度量法	说明
头面部	前发际正中至后发际正中	12	直寸	用于确定头部经穴的纵向距离
	眉间(印堂)至前发际正中	3	直寸	
	第 7 颈椎棘突下(大椎)至后发际正中	3 寸	直寸	用于确定前或后发际及其头部经穴的纵向距离
	眉间(印堂)至第 7 颈椎棘突下(大椎)	18 寸	直寸	
	前额两发角(头维)之间	9 寸	横寸	用于确定头前部经穴的横向距离
	耳后两完骨(乳突)之间	9 寸	横寸	用于确定头后部经穴的横向距离
胸腹胁肋部	胸骨上窝(天突)至胸剑联合中点(歧骨)	9 寸	直寸	用于确定胸部任脉经穴的纵向距离
	胸剑联合中点(歧骨)至脐中	8 寸	直寸	用于确定上腹部经穴的纵向距离
	脐中至耻骨联合上缘(曲骨)	5 寸	直寸	用于确定下腹部经穴的纵向距离
	两乳头之间	8 寸	横寸	用于确定胸腹部经穴的横向距离
	腋窝顶点至第 11 肋游离端	12 寸	直寸	用于确定胁肋部经穴的纵向距离

部位	起止点	折量寸	度量法	说明
背腰部	肩胛骨内缘至后正中线	3寸	横寸	用于确定背腰部经穴的横向距离
	肩峰缘至后正中线	8寸	横寸	用于确定肩背部经穴的横向距离
上肢部	腋前、后纹头至肘横纹（平肘尖）	9寸	直寸	用于确定上臂部经穴的纵向距离
	肘横纹（平肘尖）至腕掌（背）横纹	12寸	直寸	用于确定前臂部经穴的纵向距离
下肢部	耻骨联合上缘至股骨内上髁上缘	18寸	直寸	用于确定下肢内侧足三阴的纵向距离
	胫骨内侧髁下方至内踝尖	13寸	直寸	
	股骨大转子至腘横纹	19寸	直寸	用于确定下肢外后侧足三阳经穴的纵向距离
	腘横纹到外踝尖	16寸	直寸	用于确定下肢外后侧足三阳经穴的纵向距离

2. 体表解剖标志定位法

体表解剖标志定位法，是以人体解剖学的各种体表标志为依据来确定腧穴位置的方法，又称自然标志定位法。人体体表解剖标志可分为固定的标志和活动的标志两种。

（1）固定的标志

固定的标志指各部位由骨节、肌肉所形成的突起、凹陷及五官轮廓、发际、指（趾）甲、乳头、肚脐等，是在自然姿势下可见的标志，可以借助这些标志确定腧穴的位置。如①以腓骨小头为标志，在其前下方凹陷中定阳陵泉；②以足内踝尖为标志，在其上 3 寸，胫骨内侧缘后方定三阴交；以眉头定攒竹（图 3-1）；③以脐为标志，脐中即为神阙，其旁开 2 寸定天枢。

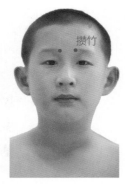

图 3-1　攒竹

（2）活动的标志

活动的标志指各部的关节、肌肉、肌腱、皮肤随着活动而出现的空隙、凹陷、皱纹、尖端等，是在活动姿势下才会出现的标志，据此亦可确定腧穴的位置。如在耳屏与下颌关节之间，微张口呈凹陷处取听宫（图 3-2）；下颌角前上方约 1 横指当咀嚼时咬肌隆起、按之凹陷处取颊车等。

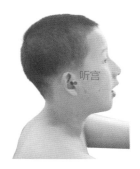

图 3-2　**听宫**

3. **手指同身寸定位法**

手指同身寸定位法是指依据患者本人手指（儿童都是以儿童本人的手指）为尺寸折量标准来量取腧穴的定位方法，又称"指寸法"。常用的手指同身寸有以下 3 种。

（1）中指同身寸：以患者中指中节桡侧两端纹头（拇、中指屈曲成环形）之间的距离作为 1 寸（图 3-3）。

（2）拇指同身寸：以患者拇指的指间关节的宽度作为 1 寸（图 3-4）。

（3）横指同身寸：患者将食指、中指、无名指和小指并拢，以中指中节横纹为标准，其四指的宽度作为 3 寸（图 3-5）。四指相并名曰"一夫"；用横指同身寸量取腧穴，又名"一夫法"。

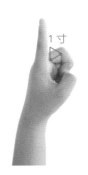

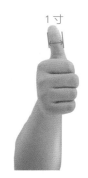

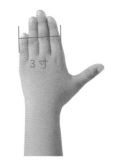

图 3-3　**中指同身寸**　　图 3-4　**拇指同身寸**　　图 3-5　**横指同身寸**

4. **简便定位法**

简便定位法是临床中一种简便易行的腧穴定位方法。如立正姿势，手臂

自然下垂,其中指端在下肢所触及
处为风市;两手虎口自然平直交叉,
一手食指压在另一手腕后高骨的
上方,其食指尽端到达处取列缺等
(图3-6)。此法是一种辅助取穴方法。

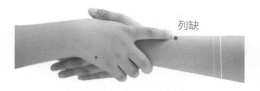

图3-6　**列缺简便定位**

六、穴位的使用特征

对于药物,大家很熟悉,认为有功效,有主治范围,或言适应证。中药如此,西药亦如此。只是中药更有其四气五味、升降浮沉、经络归属的特性。但是对于穴位,可能缺乏这种概念,认为穴位多讲求归经,讲求整体经络的主治范围。多认为经络所属,治疗所及,乃至古人言"宁失其穴,不失其经",强调的就是经络的主体功效。

真的是这样的吗? 如果是这样,那就不需要确定相应的穴位点了,只追求经络线就行了,尤其按照经络线进行循经治疗就可以了。但从实际操作的情况来看,针刺、艾灸、刮痧、推拿等外治疗法,都是要讲究穴位的。对于穴位的功能,不只是整体线性功效,还有局部的治疗功效,更有交错网络功效,简单地弱化穴位的功效是不可取的。

其实,穴位跟药物一样,有其特性,更有独特的功效,因此,用穴如用药,自然对于穴位的选择、用法就应该有所讲究。如:丰隆是足阳明胃经的络穴,不能只是掌握胃经的胃肠病、头面五官病、神志病、热病等经络主治病证,也不能只关注本穴位主治头痛、眩晕、癫狂、咳嗽、腹胀、便秘、下肢痿痹等病症,要关注本穴位的功效。丰隆具有化痰平喘,和胃降逆的作用,于是因此病因引起的一切病证均可以治疗。这是一个提纲挈领的方法,更是符合中医病因病机、辨证论治的原则。同样,对于合谷,更应该关注清热凉血,镇静止痛,通经活络的功效;曲泽则关注清热除烦,和中止痛的功效;至阴关注其理气活血,清利头目,调正胎位的功效。

遗憾的是很多专著甚至是教材均忽略了穴位的单独功效,多只强调穴位的归经、定位、主治、操作方法及注意事项,这是一种弱化中医理论、脱离中医临床思维的表现。

穴位是有特性的,是有功效的,正如中药一样,因此,也讲究配伍。中药的配伍就成了方剂。我们都知道方剂的功效比单纯的中药要优、要强,因为增加了协同作用,加大了治疗力度。同样,穴位也是讲求配伍,讲求联合。

中药有对药、联药的搭配,以加强治疗作用。穴位也有对穴、联穴。所谓对穴就是两个穴位配伍,扩大治疗范围,增强治疗力度,如肾、二马联合,加强滋阴的作用;脾、一窝风联合,加强健脾、温中和胃、促进食欲的作用;脾、三关联合,加强益气活血、通经散结的作用;肺、六腑联合,加强清肺退热、润燥通便的作用;小天心、一窝风联合,或小天心、二扇门联合,加强透表发汗、解肌润肤的作用。所谓联穴就是三个以上的穴位联合使用,以加强治疗力度,扩大治疗范围,如揉小天心、分阴阳、补肾水、大清天河水以加强安神镇静的作用;揉小天心、一窝风、补肾水、清板门、分阴阳、清天河水以加强解表退热的作用;清补脾、逆运内八卦、清四横纹以加强健运脾胃的作用;补脾、三关、补肾、二马、逆运内八卦、推四横纹、揉肾顶、捏脊,以加强补虚扶正的作用。可见,穴位的配伍是有讲究的。

有观点认为用药如用兵,用兵是要遵循兵法的,对于用兵的主将是有很多要求的,同样,用药亦如此。临床医师应该遵循一定的法则组成方剂。推而广之,用穴亦如此,应该遵守相应的取穴法度,如对穴、联穴、原穴、配穴、表里穴、俞募穴等,于是组成了穴位处方,只有这样,才是在中医理论下指导的临床实践,自然临床疗效是有保证的。

第二节

常用穴位

一、手太阴肺经常用穴位

1. 中府

(1)定位:在胸前壁外上方,前正中线旁开 6 寸,平第 1 肋间隙处(图 3-7)。

(2)功效:清肺止咳。

(3)主治:①咳嗽、气喘、胸满痛等肺部病症。②肩背痛。

(4)操作:点按法,揉法,摩法。

2. 尺泽

(1)定位:在肘横纹中,肱二头肌腱桡侧凹陷处(图 3-7)。

(2)功效:清肺止咳。

(3)主治:①咳嗽、气喘、咯血、咽喉肿痛等肺系实热性疾患。②肘臂挛痛。③急性吐泻、中暑、小儿惊风等急症。

(4)操作:点按法,揉法,摩法。

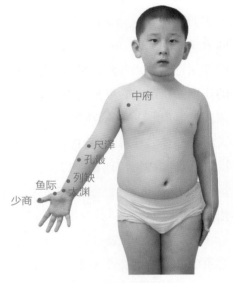

图 3-7　**手太阴肺经穴位**

3. 孔最

(1)定位:在前臂掌面桡侧,尺泽与太渊连线上,腕横纹上 7 寸处(图 3-7)。

(2)功效:开宣肺气,化瘀通窍,清热止血。

(3)主治:①咯血、咳嗽、气喘、咽喉肿痛等肺系疾患。②肘臂挛痛。

(4)操作:点按法,揉法,摩法。

4. 列缺

(1)定位:在前臂桡侧缘,桡骨茎突上方,腕横纹上 1.5 寸。当肱桡肌与拇长展肌腱之间。简便取穴法:两手虎口自然平直交叉,一手食指按在另一手桡骨茎突上,指尖下凹陷中是穴(图 3-7)。

(2)功效:止咳平喘,通经活络。

(3)主治:①咳嗽、气喘、咽喉肿痛等肺系疾患。②头痛、齿痛、项强、口眼㖞斜等头项部疾患。

(4)操作:点按法,揉法,摩法。

5. 太渊

(1)定位:在腕掌侧横纹桡侧,桡动脉的桡侧凹陷中(图 3-7)。

(2)功效:止咳化痰,调畅血脉。

(3)主治:①咳嗽、气喘等肺系疾患。②无脉症。③腕臂痛。

(4)操作:点按法,揉法,摩法。

6. 鱼际

(1)定位:第 1 掌骨中点桡侧,赤白肉际处(图 3-7)。

(2)功效:清热泻火,宣肺平喘。

(3)主治:①咳嗽、咯血、咽干、咽喉肿痛、失音等肺系热性疾患。②小儿疳积。

(4)操作:点按法,揉法,摩法。

7. 少商

(1)定位:拇指桡侧指甲根角旁 0.1 寸(图 3-7)。

(2)功效:宣肺开窍,清热利咽。

(3)主治:①咽喉肿痛、鼻衄、高热、昏迷等肺系实热疾患;②癫狂。

(4)操作:点按法,掐法,或点刺出血。

二、手阳明大肠经常用穴位

1. 商阳

(1)定位:食指末节桡侧,指甲根角旁 0.1 寸(图 3-8)。

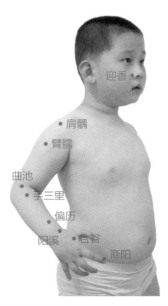

图 3-8　**手阳明大肠经穴位**

(2)功效:清热泻火,宣肺止咳。

(3)主治:①齿痛、咽喉肿痛等五官疾患。②热病、昏迷等热证、急症。

(4)操作:点按法,掐法,或点刺出血。

2. 合谷

(1)定位:在手背,第1、2掌骨间,当第2掌骨桡侧的中点处(图3-8)。简便取穴法:以一手的拇指指间关节横纹,放在另一手拇、食指之间的指蹼缘上,当拇指尖下是穴。

(2)功效:镇静止痛,通经活络。

(3)主治:①头痛、目赤肿痛、齿痛、鼻衄、口眼㖞斜、耳聋等头面五官诸疾。②发热恶寒等外感病证,热病无汗或多汗。③经闭、滞产等妇产科病证。

(4)操作:点按法,揉法,摩法。

3. 阳溪

(1)定位:腕背横纹桡侧,手拇指上翘时,当拇短伸肌腱与拇长伸肌腱之间的凹陷中(图3-8)。

(2)功效:清热散风,通利关节。

(3)主治:①手腕痛。②头痛、目赤肿痛、耳聋等头面五官疾患。

(4)操作:点按法,揉法,摩法。

4. 偏历

(1)定位:屈肘,在前臂背面桡侧,当阳溪与曲池连线上,腕横纹上3寸处(图3-8)。

(2)功效:通经活络,清热利尿。

(3)主治:①耳鸣、鼻衄等五官疾患。②手臂酸痛。③腹部胀满。④水肿。

(4)操作:点按法,揉法,摩法。

5. 手三里

(1)定位:在前臂背面桡侧,在阳溪与曲池连线上,肘横纹下2寸处(图3-8)。

(2)功效:活络止痛,调理脾胃。

(3)主治:①手臂无力、上肢不遂等上肢病证。②腹痛,腹泻。③齿痛,颊肿。

(4)操作:点按法,揉法,摩法。

6. 曲池

(1)定位:屈肘成直角,在肘横纹外侧端,当尺泽与肱骨外上髁连线中点(图3-8)。

(2)功效:解表退热,宣肺止咳。

(3)主治:①手臂痹痛、上肢不遂等上肢疾患。②热病。③高血压。④癫狂。⑤腹痛、吐泻等肠胃病证。⑥咽喉肿痛、齿痛、目赤肿痛等五官热性病证。⑦瘾疹、湿疹、瘰疬等皮科、外科疾患。

(4)操作:点按法,揉法,摩法。

7. 臂臑

(1)定位:在曲池与肩髃连线上,曲池穴上7寸,三角肌止点处(图3-8)。

(2)功效:清热明目,舒筋活络。

(3)主治:①肩臂疼痛不遂、颈项拘挛等肩、颈项疾患。②瘰疬。③目疾。

(4)操作:点按法,揉法,摩法。

8. 肩髃

(1)定位:肩峰端下缘,当肩峰与肱骨大结节之间,三角肌上部中央。臂外展或平举时,肩部出现两个凹陷,当肩峰前下方凹陷处(图3-8)。

(2)功效:疏风散热,通利关节。

(3)主治:①肩臂挛痛、上肢不遂等肩、上肢疾患。②瘾疹。

(4)操作:点按法,揉法,摩法。

9. 迎香

(1)定位:在鼻翼外缘中点旁开约0.5寸,当鼻唇沟中(图3-8)。

(2)功效:祛风通窍,理气止痛。

(3)主治:①鼻塞、鼽衄、口歪等局部疾患。②胆道蛔虫症。

(4)操作:点按法,揉法,摩法。

三、足阳明胃经常用穴位

1. 承泣

(1)定位:目正视,瞳孔直下,当眼球与眶下缘之间(图3-9)。

（2）功效：明目定神，舒筋活络。

（3）主治：①眼睑瞤动、迎风流泪、夜盲、近视等目疾。②口眼㖞斜，面肌痉挛。

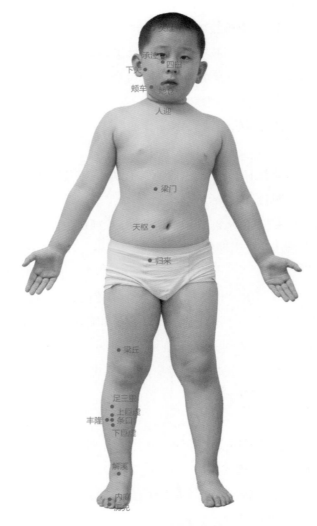

图 3-9　足阳明胃经穴位

（4）操作：点按法，揉法，摩法。

2. 四白

（1）定位：目正视，瞳孔直下，当眶下孔凹陷处（图 3-9）。

(2)功效:祛风明目,通经活络。

(3)主治:①目赤痛痒、眼睑眴动、目翳等目疾。②口眼㖞斜、三叉神经痛、面肌痉挛等面部病证。③头痛,眩晕。

(4)操作:点按法,揉法,摩法。

3. 地仓

(1)定位:口角旁约 0.4 寸,上直对瞳孔(图 3-9)。

(2)功效:祛风止痛,舒筋活络。

(3)主治:口角歪斜、流涎、三叉神经痛等面部局部疾患。

(4)操作:点按法,揉法,摩法。

4. 颊车(牙关)

(1)定位:在下颌角前上方约 1 横指,按之凹陷处,当咀嚼时咬肌隆起最高点处(图 3-9)。

(2)功效:祛风止痛,清热解毒。

(3)主治:齿痛、牙关不利、颊肿、口角歪斜等局部疾患。

(4)操作:点按法,揉法,摩法。

5. 下关

(1)定位:在耳屏前,下颌骨髁状突前方,当颧弓与下颌切迹所形成的凹陷中(图 3-9)。合口有孔,张口即闭,宜闭口取穴。

(2)功效:消肿止痛,聪耳通络。

(3)主治:①牙关不利、三叉神经痛、齿痛、口眼㖞斜等面口疾患。②耳聋、耳鸣、聤耳等耳疾。

(4)操作:点按法,揉法,摩法。

6. 头维

(1)定位:当额角发际上 0.5 寸,头正中线旁 4.5 寸(图 3-9)。

(2)功效:祛风止痛,明目通络。

(3)主治:头痛、目眩、目痛等头目疾患。

(4)操作:点按法,揉法,摩法。

7. 人迎

(1)定位:喉结旁 1.5 寸,在胸锁乳突肌的前缘,颈总动脉搏动处(图 3-9)。

(2)功效:利咽散结,理气降逆。

(3)主治:①瘿气,瘰疬。②咽喉肿痛。③高血压。④气喘。

(4)操作:点按法,揉法,摩法。

8. 梁门

(1)定位:脐中上 4 寸,前正中线旁开 2 寸(图 3-9)。

(2)功效:健脾和胃,理气调中。

(3)主治:纳少、胃痛、呕吐等胃疾。

(4)操作:点按法,揉法,摩法。

9. 天枢

(1)定位:脐中旁开 2 寸(图 3-9)。

(2)功效:祛风止痛,消食导滞。

(3)主治:①腹痛、腹胀、便秘、腹泻、痢疾等胃肠病证。②月经不调、痛经等妇科疾患。

(4)操作:点按法,揉法,摩法。

10. 归来

(1)定位:脐中下 4 寸,前正中线旁开 2 寸(图 3-9)。

(2)功效:理气止痛,调和脾胃。

(3)主治:①小腹痛,疝气。②月经不调、带下、阴挺等妇科疾患。

(4)操作:点按法,揉法,摩法。

11. 梁丘

(1)定位:屈膝,在大腿前面,在髂前上棘与髌骨外上缘连线上,髌骨外上缘上 2 寸(图 3-9)。

(2)功效:理气和胃,通经活络。

(3)主治:①急性胃病。②膝肿痛、下肢不遂等下肢疾患。③乳痈、乳痛等乳疾。

(4)操作:点按法,揉法,摩法。

12. 足三里

（1）定位：在小腿前外侧，当犊鼻下 3 寸，距胫骨前嵴外 1 横指处（图 3-9）。

（2）功效：健脾和胃，扶正培元。

（3）主治：①胃痛、呕吐、噎膈、腹胀、腹泻、痢疾、便秘等胃肠疾患。②下肢痿痹。③癫狂。④乳痈、肠痈等外科疾患。⑤虚劳诸证，为强壮保健要穴。

（4）操作：点按法，揉法，摩法。

13. 上巨虚

（1）定位：在小腿前外侧，当犊鼻下 6 寸，距胫骨前嵴外 1 横指处（图 3-9）。

（2）功效：调和肠胃，通经活络。

（3）主治：①肠鸣、腹痛、腹泻、便秘、肠痈等胃肠疾患。②下肢痿痹。

（4）操作：点按法，揉法，摩法。

14. 条口（前承山）

（1）定位：在小腿前外侧，当犊鼻下 8 寸，距胫骨前嵴外 1 横指处（图 3-9）。

（2）功效：理气清热，通利关节。

（3）主治：①下肢痿痹，转筋。②肩臂痛。③脘腹疼痛。

（4）操作：点按法，揉法，摩法。

15. 下巨虚

（1）定位：在小腿前外侧，当犊鼻下 9 寸，距胫骨前嵴外 1 横指处（图 3-9）。

（2）功效：调和脾胃，活络经脉。

（3）主治：①腹泻、痢疾、小腹痛等胃肠疾患。②下肢痿痹。③乳痈。

（4）操作：点按法，揉法，摩法。

16. 丰隆

（1）定位：在小腿前外侧，外踝尖上 8 寸，条口外 1 寸，胫骨前嵴外 2 横指处（图 3-9）。

（2）功效：化痰平喘，和胃降逆。

（3）主治：①头痛，眩晕。②癫狂。③咳嗽痰多等痰饮病证。④下肢痿痹。⑤腹胀，便秘。

（4）操作：点按法，揉法，摩法。

17. 解溪（解谷）

（1）定位：足背踝关节横纹中央凹陷处，当踇长伸肌腱与趾长伸肌腱之间（图3-9）。

（2）功效：清胃化痰，镇静安神。

（3）主治：①下肢痿痹、踝关节病、足下垂等下肢、踝关节疾患。②头痛，眩晕。③腹胀，便秘。

（4）操作：点按法，揉法，摩法。

18. 内庭

（1）定位：足背第2、3趾间缝纹端（图3-9）。

（2）功效：清胃泻火，理气止痛。

（3）主治：①齿痛、咽喉肿痛、鼻衄等五官热性疾患。②热病。③吐酸、腹泻、痢疾、便秘等肠胃疾患。④足背肿痛，跖趾关节痛。

（4）操作：点按法，揉法，摩法。

19. 厉兑

（1）定位：第2趾外侧趾甲根角旁约0.1寸（图3-9）。

（2）功效：清热和胃，苏厥醒神。

（3）主治：①鼻衄、齿痛、咽喉肿痛等实热性五官疾患。②热病。③多梦、癫狂等神志疾患。

（4）操作：点按法，浅刺放血法。

四、足太阴脾经常用穴位

1. 隐白

（1）定位：在足大趾内侧趾甲根角旁0.1寸（图3-10）。

（2）功效：调经统血，健脾回阳。

（3）主治：①月经过多、崩漏等妇科病。

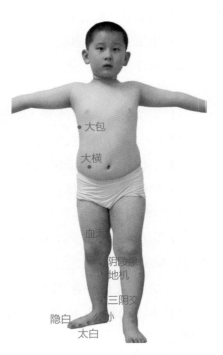

图3-10　**足太阴脾经穴位**

②便血、尿血等慢性出血病。③癫狂,多梦。④惊风。⑤腹满,暴泄。

（4）操作:点按法,浅刺放血法。

2. 太白

（1）定位:在足内侧缘,第1跖骨小头后缘,赤白肉际凹陷处(图3-10)。

（2）功效:健脾和胃,清热化湿。

（3）主治:①肠鸣、腹胀、腹泻、胃痛、便秘等脾胃疾患。②体重节痛。

（4）操作:点按法,揉法,摩法。

3. 公孙

（1）定位:在足内侧缘,第1跖骨基底部的前下方,赤白肉际处(图3-10)。

（2）功效:健脾和胃,调理冲任。

（3）主治:①胃痛、呕吐、腹痛、腹泻、痢疾等脾胃肠腑疾患。②心烦失眠、狂证等。③逆气里急、气上冲心(奔豚气)等冲脉病证。

（4）操作:点按法,揉法,摩法。

4. 三阴交

（1）定位:在小腿内侧,足内踝尖上3寸,胫骨内侧面后缘(图3-10)。

（2）功效:通经活络,调和气血。

（3）主治:①肠鸣腹胀、腹泻等脾胃虚弱诸疾。②月经不调、带下、阴挺、不孕、滞产等妇产科病证。③遗精、阳痿、遗尿等生殖泌尿系统疾患。④心悸,失眠,高血压。⑤下肢痿痹。⑥阴虚诸证。

（4）操作:点按法,揉法,摩法。

5. 地机

（1）定位:在小腿内侧,在内踝尖与阴陵泉的连线上,阴陵泉下3寸(图3-10)。

（2）功效:健脾和胃,通利渗湿。

（3）主治:①痛经、崩漏、月经不调等妇科病。②腹痛、腹泻等脾胃病证。③小便不利、水肿等脾不运化水湿疾患。

（4）操作:点按法,揉法,摩法。

6. 阴陵泉

（1）定位:在小腿内侧,胫骨内侧髁后下方凹陷处(图3-10)。

(2)功效:健脾理气,通经活络。

(3)主治:①腹胀、腹泻、水肿、黄疸、小便不利等脾不运化水湿疾患。②膝痛。

(4)操作:点按法,揉法,摩法。

7. 血海(百虫)

(1)定位:屈膝,在大腿内侧,在髌骨内上缘上2寸,当股四头肌内侧头的隆起处(图3-10)。简便取穴法:患者屈膝,医者以左手掌心按于患者右膝髌骨上缘,第2至5指向上伸直,拇指约呈45°斜置,拇指尖下是穴。对侧取法仿此。

(2)功效:健脾祛湿,调经统血。

(3)主治:①月经不调、痛经、经闭等妇科月经病。②瘾疹、湿疹、丹毒等血热型皮肤病。

(4)操作:点按法,揉法,摩法。

8. 大横

(1)定位:脐中旁开4寸(图3-10)。

(2)功效:温中散寒,调理肠胃。

(3)主治:腹痛、腹泻、便秘等脾胃病患。

(4)操作:点按法,揉法,摩法。

9. 大包

(1)定位:在侧胸部腋中线上,当第6肋间隙处(图3-10)。

(2)功效:宣肺理气,宽胸健脾。

(3)主治:①气喘。②胸胁痛。③全身疼痛。④岔气。⑤四肢无力。

(4)操作:点按法,揉法,摩法。

五、手少阴心经常用穴位

1. 极泉

(1)定位:腋窝正中,腋动脉搏动处(图3-11)。

(2)功效:宽胸宁神,通经活络。

(3)主治:①心痛、心悸等心疾。②肩臂疼痛、

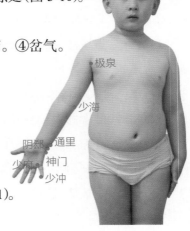

图 3-11 **手少阴心经穴位**

胁肋疼痛、臂丛神经损伤等痛疾。③瘰疬。④腋臭。⑤上肢针麻用穴。

(4)操作:点按法,揉法,摩法。

2. 少海

(1)定位:屈肘,当肘横纹内侧端与肱骨内上髁连线的中点处(图3-11)。

(2)功效:理气通络,养心安神。

(3)主治:①心痛、癔症等心病、神志病。②肘臂挛痛,臂麻手颤。③头项痛,腋胁部痛。④瘰疬。

(4)操作:点按法,揉法,摩法。

3. 通里

(1)定位:在前臂掌侧,腕横纹上1寸,尺侧腕屈肌腱的桡侧缘(图3-11)。

(2)功效:清心安神,通经活络。

(3)主治:①心悸、怔忡等心病。②舌强不语,暴喑。③腕臂痛。

(4)操作:点按法,揉法,摩法。

4. 阴郄

(1)定位:在前臂掌侧,腕横纹上0.5寸,尺侧腕屈肌腱的桡侧缘(图3-11)。

(2)功效:清心安神,通经活络。

(3)主治:①心痛、惊悸等心病。②骨蒸盗汗。③吐血,衄血。

(4)操作:点按法,揉法,摩法。

5. 神门

(1)定位:腕横纹尺侧端,尺侧腕屈肌腱的桡侧凹陷处(图3-11)。

(2)功效:宁心安神。

(3)主治:①心痛、心烦、惊悸、怔忡、健忘、失眠、痴呆、癫狂痫等心与神志病证。②高血压。③胸胁痛。

(4)操作:点按法,揉法,摩法。

6. 少府

(1)定位:在手掌面,第4、5掌骨之间,握拳时当小指指尖处(图3-11)。

(2)功效:清心泻热,理气通络。

(3)主治:①心悸、胸痛等心胸病。②阴痒,阴痛。③痈疡。④小指挛痛。

(4)操作:点按法,揉法,摩法。

7. 少冲

(1)定位:小指桡侧指甲根角旁 0.1 寸(图 3-11)。

(2)功效:清热息风,开窍醒神。

(3)主治:①心悸、心痛、癫狂、昏迷等心及神志病证。②热病。③胸胁痛。

(4)操作:点按法,或点刺出血。

六、手太阳小肠经常用穴位

1. 少泽

(1)定位:小指尺侧指甲根角旁 0.1 寸(图 3-12)。

(2)功效:清热利咽,通乳开窍。

(3)主治:①乳痈、乳汁少等乳疾。②昏迷、热病等急症、热证。③头痛、目翳、咽喉肿痛等头面五官病证。

(4)操作:点按法,或点刺出血。

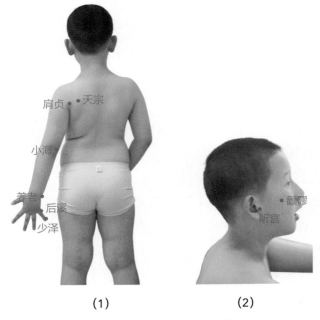

(1)　　　　　　　(2)

图 3-12　**手太阳小肠经穴位**

2. 后溪

(1)定位:微握拳,第5指掌关节后远侧掌横纹头赤白肉际(图 3-12)。

(2)功效:清心安神,通经活络。

(3)主治:①头项强痛、腰背痛、手指及肘臂挛痛等痛证。②耳聋,目赤。③癫狂痫。④疟疾。

(4)操作:点按法,揉法,摩法。

3. 养老

(1)定位:在前臂背面尺侧,当尺骨茎突近端桡侧凹陷中(图 3-12)。

(2)功效:清头明目,舒筋活络。

(3)主治:①目视不明。②肩、背、肘、臂酸痛。

(4)操作:点按法,揉法,摩法。

4. 小海

(1)定位:屈肘,当尺骨鹰嘴与肱骨内上髁之间凹陷处(图 3-12)。

(2)功效:清热止痛,安神定志。

(3)主治:①肘臂疼痛,麻木。②癫痫。

(4)操作:点按法,揉法,摩法。

5. 肩贞

(1)定位:臂内收,腋后纹头上 1 寸(图 3-12)。

(2)功效:醒脑聪耳,缓急止痛。

(3)主治:①肩臂疼痛,上肢不遂。②瘰疬。

(4)操作:点按法,揉法,摩法。

6. 天宗

(1)定位:肩胛骨冈下窝中央凹陷处,约当肩胛冈下缘与肩胛下角之间的上 1/3 折点处取穴(图 3-12)。

(2)功效:舒筋活络,理气消肿。

(3)主治:①肩胛疼痛、肩背部损伤等局部病证。②气喘。

(4)操作:点按法,揉法,摩法。

7. 颧髎

(1)定位:目外眦直下,颧骨下缘凹陷处(图3-12)。

(2)功效:祛风镇痉,消肿止痛。

(3)主治:口眼㖞斜、眼睑瞤动、齿痛、三叉神经痛等面部病证。

(4)操作:点按法,揉法,摩法。

8. 听宫

(1)定位:耳屏前,下颌骨髁状突的后方,张口时呈凹陷处(图3-12)。

(2)功效:聪耳开窍,祛风止痛。

(3)主治:①耳鸣、耳聋、聤耳等耳疾。②齿痛。

(4)操作:点按法,揉法,摩法。

七、足太阳膀胱经常用穴位

1. 睛明

(1)定位:目内眦角稍内上方凹陷处(图3-13)。

(2)功效:明目安神。

(3)主治:①目赤肿痛、流泪、视物不明、目眩、近视、夜盲、色盲等目疾。②急性腰扭伤,坐骨神经痛。③心动过速。

(4)操作:按法,揉法,摩法。

2. 攒竹

(1)定位:眉头凹陷中,约在目内眦直上(图3-13)。

(2)功效:清热明目,祛风通络。

(3)主治:①头痛,眉棱骨痛。②眼睑瞤动、眼睑下垂、口眼㖞斜、目视不明、流泪、目赤肿痛等目部病证。③呃逆。

(4)操作:按法,揉法,摩法。

3. 天柱

(1)定位:后发际正中直上0.5寸,旁开1.3寸,当斜方肌外缘凹陷中(图3-13)。

(2)功效:祛风散寒、降逆止呕。

(3)主治:①后头痛、项强、肩背腰痛等痹证。②鼻塞。③癫狂痫。④热病。

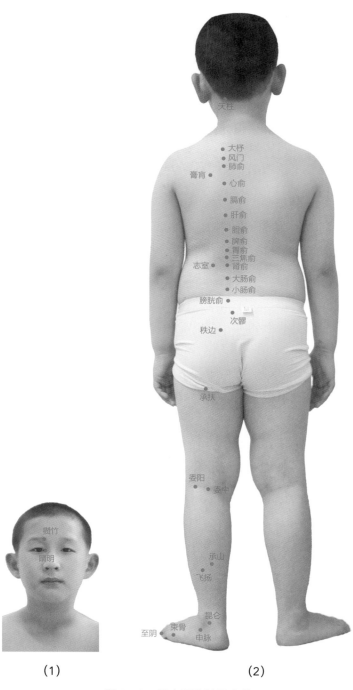

（1）

（2）

图 3-13 足太阳膀胱经穴位

(4)操作:点按法,揉法。

4. 大杼

(1)定位:第1胸椎棘突下,旁开1.5寸(图3-13)。

(2)功效:清热除湿,止咳通络。

(3)主治:①咳嗽。②项强,肩背痛。

(4)操作:点按法,揉法,摩法。

5. 风门(热府)

(1)定位:第2胸椎棘突下,旁开1.5寸(图3-13)。

(2)功效:解表通络,止咳平喘。

(3)主治:①感冒、咳嗽、发热、头痛等外感病证。②项强,胸背痛。

(4)操作:点按法,揉法,摩法。

6. 肺俞

(1)定位:第3胸椎棘突下,旁开1.5寸(图3-13)。

(2)功效:疏风解表,宣肺止咳。

(3)主治:①咳嗽、气喘、咯血等肺疾。②骨蒸潮热、盗汗等阴虚病证。

(4)操作:点按法,揉法,摩法。

7. 心俞

(1)定位:第5胸椎棘突下,旁开1.5寸(图3-13)。

(2)功效:益智安神,疏肝解郁。

(3)主治:①心痛、惊悸、失眠、健忘、癫痫等心神志病变。②咳嗽,吐血。③盗汗,遗精。

(4)操作:点按法,揉法,摩法。

8. 膈俞

(1)定位:第7胸椎棘突下,旁开1.5寸(图3-13)。

(2)功效:理气宽胸,活血通络。

(3)主治:①呕吐、呃逆、气喘、吐血等上逆之证。②贫血。③瘾疹,皮肤瘙痒。④潮热,盗汗。

(4)操作:点按法,揉法,摩法。

9. 肝俞

(1)定位:第 9 胸椎棘突下,旁开 1.5 寸(图 3-13)。

(2)功效:疏肝理气,通络明目。

(3)主治:①胁痛、黄疸等肝胆疾患。②目赤、目视不明、夜盲、迎风流泪等目疾。③癫、狂、痫。④脊背痛。

(4)操作:点按法,揉法,摩法。

10. 胆俞

(1)定位:第 10 胸椎棘突下,旁开 1.5 寸(图 3-13)。

(2)功效:疏肝利胆,清热止痛。

(3)主治:①黄疸、口苦、胁痛等肝胆病患。②肺痨,潮热。

(4)操作:点按法,揉法,摩法。

11. 脾俞

(1)定位:第 11 胸椎棘突下,旁开 1.5 寸(图 3-13)。

(2)功效:健脾和胃,止吐止泻。

(3)主治:①腹胀、纳呆、呕吐、腹泻、痢疾、便血、水肿等脾胃肠腑疾患。②背痛。

(4)操作:点按法,揉法,摩法。

12. 胃俞

(1)定位:第 12 胸椎棘突下,旁开 1.5 寸(图 3-13)。

(2)功效:健运脾胃,消食化积。

(3)主治:胃脘痛、呕吐、腹胀、肠鸣等胃部疾患。

(4)操作:点按法,揉法,摩法。

13. 三焦俞

(1)定位:第 1 腰椎棘突下,旁开 1.5 寸(图 3-13)。

(2)功效:补肾强腰,通利三焦。

(3)主治:①肠鸣、腹胀、呕吐、腹泻、痢疾等脾胃肠腑病患。②小便不利、水肿等三焦气化不利病证。③腰背强痛。

(4)操作:点按法,揉法,摩法。

14. 肾俞

(1)定位:第2腰椎棘突下,旁开1.5寸(图3-13)。

(2)功效:补肾助阳,聪耳止喘。

(3)主治:①头晕、耳鸣、耳聋、腰酸痛等肾虚疾患。②遗尿、遗精、阳痿、早泄、不育等生殖泌尿系疾患。③月经不调、带下、不孕等妇科疾患。

(4)操作:点按法,揉法,摩法。

15. 大肠俞

(1)定位:第4腰椎棘突下,旁开1.5寸(图3-13)。

(2)功效:调和肠胃,消食化积。

(3)主治:①腰腿痛。②腹胀、腹泻、便秘等胃肠疾患。

(4)操作:点按法,揉法,摩法。

16. 小肠俞

(1)定位:第1骶椎棘突下,旁开1.5寸,约平第1骶后孔(图3-13)。

(2)功效:清热利湿,通调二便。

(3)主治:①遗精、遗尿、尿血、尿痛、带下等泌尿生殖系统疾患。②腹泻,痢疾。③疝气。④腰骶痛。

(4)操作:点按法,揉法,摩法。

17. 膀胱俞

(1)定位:第2骶椎棘突下,旁开1.5寸,约平第2骶后孔(图3-13)。

(2)功效:清热利湿,通经活络。

(3)主治:①小便不利、遗尿等膀胱气化功能失调病证。②腰骶痛。③腹泻,便秘。

(4)操作:点按法,揉法,摩法。

18. 次髎

(1)定位:第2骶后孔中,约当髂后上棘下与后正中线之间(图3-13)。

(2)功效:补肾通经,通利小便。

(3)主治:①月经不调、痛经、带下等妇科疾患。②小便不利。③遗精。④疝气。⑤腰骶痛,下肢痿痹。

(4)操作:点按法,揉法,摩法。

19. 承扶

(1)定位:臀横纹的中点(图 3-13)。

(2)功效:舒筋活络,通便消痔。

(3)主治:①腰、骶、臀、股部疼痛。②痔疾。

(4)操作:点按法,揉法,摩法。

20. 委阳

(1)定位:腘横纹外侧端,当股二头肌腱的内侧(图 3-13)。

(2)功效:舒筋活络,益气补阳。

(3)主治:①腹满,小便不利。②腰脊强痛,腿足挛痛。

(4)操作:点按法,揉法,摩法。

21. 委中

(1)定位:腘横纹中点,当股二头肌肌腱与半腱肌肌腱的中间(图 3-13)。

(2)功效:疏通经脉,息风止痉。

(3)主治:①腰背痛、下肢痿痹等腰及下肢疾患。②腹痛,急性吐泻。③小便不利,遗尿。④丹毒。

(4)操作:点按法,揉法,摩法。

22. 膏肓

(1)定位:第 4 胸椎棘突下,旁开 3 寸(图 3-13)。

(2)功效:补虚扶正,调理肺气。

(3)主治:①咳嗽、气喘、肺痨等肺之虚损证。②肩胛痛。③健忘、遗精、盗汗等虚劳诸疾。

(4)操作:点按法,揉法,摩法。

23. 志室

(1)定位:第 2 腰椎棘突下,旁开 3 寸(图 3-13)。

(2)功效:补肾益精,通阳利尿。

(3)主治:①遗精、阳痿等肾虚疾患。②小便不利,水肿。③腰脊强痛。

(4)操作:点按法,揉法,摩法。

24. 秩边

(1)定位:平第 4 骶后孔,骶正中嵴旁开 3 寸(图 3-13)。

(2)功效:舒筋活络,强壮腰膝。

(3)主治:①腰骶痛、下肢痿痹等腰及下肢病证。②小便不利。③便秘,痔疾。④阴痛。

(4)操作:点按法,揉法,摩法。

25. 承山(后承山)

(1)定位:腓肠肌两肌腹之间凹陷的顶端处,约在委中与昆仑之间中点(图 3-13)。

(2)功效:通经活络,理气止痛。

(3)主治:①腰腿拘急、疼痛。②痔疾,便秘。

(4)操作:点按法,揉法,摩法。

26. 飞扬

(1)定位:昆仑直上 7 寸,承山外下方 1 寸处(图 3-13)。

(2)功效:清热安神,舒筋活络。

(3)主治:①头痛,目眩。②腰腿疼痛。③痔疾。

(4)操作:点按法,揉法,摩法。

27. 昆仑(上昆仑)

(1)定位:外踝尖与跟腱之间的凹陷处(图 3-13)。

(2)功效:强腰补肾,通经活络。

(3)主治:①后头痛、项强、腰骶疼痛、足踝肿痛等痛证。②癫痫。③滞产。

(4)操作:点按法,揉法,摩法。

28. 申脉

(1)定位:外踝直下方凹陷中(图 3-13)。

(2)功效:清热安神,强利腰膝。

(3)主治:①头痛,眩晕。②癫、狂、痫证,失眠等神志疾患。③腰腿酸痛。

(4)操作:点按法,揉法,摩法。

29. 束骨

(1)定位:第 5 跖骨小头的后缘,赤白肉际处(图 3-13)。

(2)功效:通经活络,清理头目。

(3)主治:①头痛、项强、目眩等头部疾患。②腰腿痛。③癫狂。

(4)操作:点按法,揉法,摩法。

30. 至阴

(1)定位:足小趾外侧趾甲根角旁 0.1 寸(图 3-13)。

(2)功效:理气活血,清头明目。

(3)主治:①胎位不正,滞产。②头痛,目痛。③鼻塞,鼻衄。

(4)操作:点按法,浅刺出血。

八、足少阴肾经常用穴位

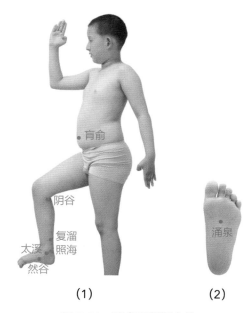

（1）　　　　　　　　（2）

图 3-14　足少阴肾经穴位

1. 涌泉

(1)定位:足趾跖屈时,约当足底(去趾)前 1/3 凹陷处(图 3-14)。

(2)功效:散热生气,聪耳明目。

(3)主治：①昏厥、中暑、小儿惊风及癫、狂、痫等急症及神志病患。②头痛，头晕，目眩，失眠。③咯血、咽喉肿痛、喉痹等肺系疾患。④大便难，小便不利。⑤奔豚气。⑥足心热。

(4)操作：点按法，揉法，摩法。

2. 然谷

(1)定位：内踝前下方，足舟骨粗隆下缘凹陷中，赤白肉际（图3-14）。

(2)功效：益气固肾，清热利湿。

(3)主治：①月经不调、阴挺、阴痒、白浊等妇科疾患。②遗精、阳痿、小便不利等泌尿生殖系疾患。③咯血，咽喉肿痛。④消渴。⑤腹泻。⑥小儿脐风，口噤。

(4)操作：点按法，揉法，摩法。

3. 太溪

(1)定位：内踝高点与跟腱后缘连线的中点凹陷处（图3-14）。

(2)功效：清热止咳。

(3)主治：①头痛、目眩、失眠、健忘、遗精、阳痿等肾虚证疾患。②咽喉肿痛、齿痛、耳鸣、耳聋等阴虚性五官疾患。③咳嗽、气喘、咯血、胸痛等肺部疾患。④消渴，小便频数，便秘。⑤月经不调。⑥腰脊痛，下肢厥冷。

(4)操作：点按法，揉法，摩法。

4. 照海

(1)定位：内踝高点正下缘凹陷处（图3-14）。

(2)功效：滋阴清热，调经止痛。

(3)主治：①失眠、癫痫等神志疾患。②咽喉干痛、目赤肿痛等五官热性疾患。③月经不调、带下、阴挺等妇科疾患。④小便频数，癃闭。

(4)操作：点按法，揉法，摩法。

5. 复溜

(1)定位：太溪上2寸，当跟腱的前缘（图3-14）。

(2)功效：补肾益阴，温阳利水。

(3)主治：①水肿，汗证（无汗或多汗）等津液输布失调疾患。②腹胀、腹泻等胃肠疾患。③腰脊强痛，下肢痿痹。

（4）操作：点按法，揉法，摩法。

6. 阴谷

（1）定位：在腘窝内侧腘横纹上，屈膝时，当半腱肌肌腱与半膜肌肌腱之间（图 3-14）。

（2）功效：理气止痛。

（3）主治：①阳痿、小便不利、月经不调、崩漏等泌尿生殖系疾患。②膝股内侧痛。

（4）操作：点按法，揉法，摩法。

7. 肓俞

（1）定位：脐旁 0.5 寸（图 3-14）。

（2）功效：理气止痛，润肠通便。

（3）主治：①腹痛、腹胀、腹泻、便秘等胃肠疾患。②月经不调。③疝气。

（4）操作：点按法，揉法，摩法。

九、手厥阴心包经常用穴位

1. 天池

（1）定位：乳头外侧 1 寸，当第 4 肋间隙中（图 3-15）。

（2）功效：活血化瘀，宽胸理气。

（3）主治：①咳嗽、痰多、胸闷、气喘、胸痛等肺心疾患。②乳痈。③瘰疬。

（4）操作：点按法，揉法，摩法。

2. 曲泽（洪池）

（1）定位：肘微屈，肘横纹中，肱二头肌腱尺侧缘（图 3-15）。

（2）功效：清热除烦，和中止痛。

（3）主治：①心痛、心悸、善惊等心系疾患。②胃痛、呕血、呕吐等热性胃疾。③暑热病。

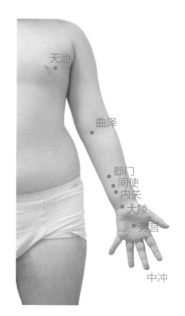

图 3-15　**手厥阴心包经穴位**

④肘臂挛痛。

(4)操作:点按法,揉法,摩法。

3. 郄门

(1)定位:腕横纹上5寸,掌长肌腱与桡侧腕屈肌腱之间(图3-15)。

(2)功效:宁心安神,清营止血。

(3)主治:①急性心痛、心悸、心烦、胸痛等。②咯血、呕血、衄血等热性出血证。③疔疮。④癫痫。

(4)操作:点按法,揉法,摩法。

4. 间使

(1)定位:腕横纹上3寸,掌长肌腱与桡侧腕屈肌腱之间,当曲泽与大陵的连线上(图3-15)。

(2)功效:宽胸和胃,清心安神。

(3)主治:①心痛、心悸等心疾。②胃痛、呕吐等热性胃病。③热病,疟疾。

(4)操作:点按法,揉法,摩法。

5. 内关

(1)定位:腕横纹上2寸,掌长肌腱与桡侧腕屈肌腱之间(图3-15)。

(2)功效:宁心安神,理气镇痛。

(3)主治:①心痛、胸闷、心动过速或过缓等心疾。②胃痛、呕吐、呃逆等胃腑疾患。③中风。④失眠、郁证、痫等。⑤眩晕症,如晕车、晕船、耳源性眩晕。⑥肘臂挛痛。

(4)操作:点按法,揉法,摩法。

6. 大陵

(1)定位:腕横纹中点处,掌长肌腱与桡侧腕屈肌腱之间(图3-15)。

(2)功效:清心安神,宽胸和胃。

(3)主治:①心痛,心悸,胸胁满痛。②胃痛、呕吐、口臭等胃腑疾患。③喜笑悲恐、痫等神志疾患。④臂、手挛痛。

(4)操作:点按法,揉法,摩法。

7. 劳宫

（1）定位：掌心横纹中，第 2、3 掌骨中间（图 3-15）。简便取穴法：握拳，中指尖下是穴。

（2）功效：清热除烦，疏风解表。

（3）主治：①中风昏迷、中暑等急症。②心痛、烦闷，癫、狂、痫等神志疾患。③口疮，口臭。④鹅掌风。

（4）操作：点按法，揉法，摩法。

8. 中冲

（1）定位：中指尖端的中央（图 3-15）。

（2）功效：清心泻热，开窍醒神。

（3）主治：中风昏迷、舌强不语、中暑、昏厥、小儿惊风等急症。

（4）操作：点按法，或点刺出血。

十、手少阳三焦经常用穴位

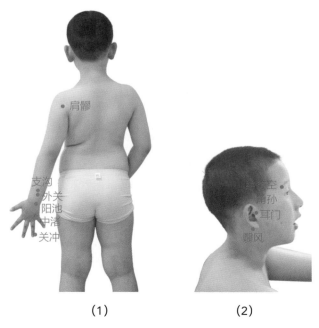

（1）　　　　　　　（2）

图 3-16　手少阳三焦经穴位

1. 关冲

(1)定位:无名指尺侧指甲根角旁 0.1 寸(图 3-16)。

(2)功效:泻热开窍,活血通络。

(3)主治:①头痛、目赤、耳鸣、耳聋、喉痹、舌强等头面五官疾患。②热病、中暑。

(4)操作:点按法,或点刺出血。

2. 中渚

(1)定位:手背,第 4 掌指关节后方,第 4、5 掌骨间凹陷中(图 3-16)。

(2)功效:清热通络,开窍益聪。

(3)主治:①头痛、目赤、耳鸣、耳聋、喉痹等头面五官疾患。②热病。③肩背肘臂酸痛,手指不能屈伸。

(4)操作:点按法,揉法,摩法。

3. 阳池

(1)定位:腕背横纹中,指总伸肌腱尺侧缘凹陷中(图 3-16)。

(2)功效:清热通络。

(3)主治:①目赤肿痛、耳聋、喉痹等五官疾患。②消渴,口干。③腕痛,肩臂痛。

(4)操作:点按法,揉法,摩法。

4. 外关

(1)定位:腕背横纹上 2 寸,尺骨与桡骨正中间(图 3-16)。

(2)功效:补阳益气,消肿止痛。

(3)主治:①热病。②头痛、目赤肿痛、耳鸣、耳聋等头面五官疾患。③瘰疬。④胁肋痛。⑤上肢痿痹不遂。

(4)操作:点按法,揉法,摩法。

5. 支沟

(1)定位:腕背横纹上 3 寸,尺骨与桡骨正中间(图 3-16)。

(2)功效:清利三焦,通腑降逆。

(3)主治:①便秘。②耳鸣,耳聋。③暴喑。④瘰疬。⑤胁肋疼痛。⑥热病。

(4)操作:点按法,揉法,摩法。

6. 肩髎

(1)定位:上臂外展时,当肩峰后下方凹陷中(图3-16)。

(2)功效:祛湿通络。

(3)主治:肩臂挛痛不遂。

(4)操作:点按法,揉法,摩法。

7. 翳风

(1)定位:乳突前下方与下颌角之间的凹陷中(图3-16)。

(2)功效:聪耳通窍,舒筋活络。

(3)主治:①耳鸣、耳聋等耳疾。②口眼㖞斜、面风、牙关紧闭、颊肿等面、口病证。③瘰疬。

(4)操作:点按法,揉法,摩法。

8. 角孙

(1)定位:折耳廓向前,当耳尖直上入发际处(图3-16)。

(2)功效:清热疏风,消肿止痛。

(3)主治:①头痛,项强。②目赤肿痛,目翳。③齿痛,颊肿。

(4)操作:点按法,揉法,摩法。

9. 耳门

(1)定位:耳屏上切迹前,下颌骨髁状突后缘,张口有凹陷处(图3-16)。

(2)功效:开窍聪耳,养心安神。

(3)主治:①耳鸣、耳聋、聤耳等耳疾。②齿痛,颈颔痛。

(4)操作:点按法,揉法,摩法。

10. 丝竹空

(1)定位:眉梢的凹陷处(图3-16)。

(2)功效:清利头目,疏风通络。

(3)主治:①癫痫。②头痛、目眩、目赤肿痛、眼睑眴动等头目疾患。③齿痛。

(4)操作:点按法,揉法,摩法。

十一、足少阳胆经常用穴位

1. 瞳子髎

(1)定位:目外眦外侧约 0.5 寸,眶骨外缘处(图 3-17)。

(2)功效:降浊祛湿,养肝明目。

(3)主治:①头痛。②目赤肿痛、羞明流泪、内障、目翳等目疾。

(4)操作:点按法,揉法。

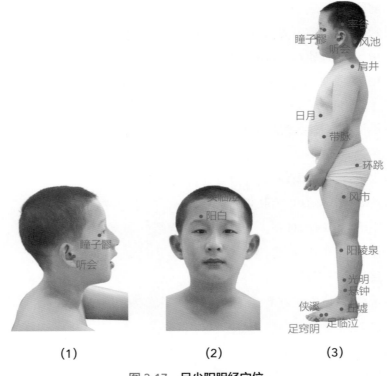

| (1) | (2) | (3) |

图 3-17　足少阳胆经穴位

2. 听会

(1)定位:耳屏间切迹前,下颌骨髁状突后缘,张口凹陷处(图 3-17)。

(2)功效:开窍聪目,通经活络。

(3)主治:①耳鸣、耳聋、聤耳等耳疾。②齿痛,口眼㖞斜。

(4)操作:点按法,揉法,摩法。

3. 率谷

(1)定位：耳尖直上，入发际 1.5 寸(图 3-17)。

(2)功效：通络止痛，平肝息风。

(3)主治：①头痛，眩晕。②小儿急、慢惊风。

(4)操作：点按法，揉法，摩法。

4. 阳白

(1)定位：目正视，瞳孔直上，眉上 1 寸(图 3-17)。

(2)功效：清头明目，祛风泻热。

(3)主治：①前头痛。②目痛、视物模糊、眼睑润动等目疾。

(4)操作：点按法，揉法，摩法。

5. 头临泣

(1)定位：目正视，瞳孔直上入前发际 0.5 寸，神庭与头维连线的中点(图 3-17)。

(2)功效：聪耳明目，安神定志。

(3)主治：①头痛。②目痛、目眩、流泪、目翳等目疾。③鼻塞，鼻渊。④小儿惊痫。

(4)操作：点按法，揉法，摩法。

6. 风池

(1)定位：在后颈部，当枕骨下，胸锁乳突肌与斜方肌上端之间的凹陷中，平风府(图 3-17)。

(2)功效：发汗解表，祛风散寒。

(3)主治：①中风、癫痫、头痛、眩晕、耳鸣、耳聋等内风所致疾患。②感冒、鼻塞、衄衊、目赤肿痛、口眼㖞斜等外风所致疾患。③颈项强痛。

(4)操作：点按法，揉法，摩法。

7. 肩井

(1)定位：肩上，大椎与肩峰连线的中点(图 3-17)。

(2)功效：发汗解表，祛风通络。

(3)主治：①颈项强痛，肩背疼痛，上肢不遂。②难产、乳痈、乳汁不下、乳癖等妇产科及乳房疾患。③瘰疬。

(4)操作:点按法,揉法,摩法。

8. 日月

(1)定位:乳头直下,第 7 肋间隙(图 3-17)。

(2)功效:疏肝利胆,降逆和胃。

(3)主治:①黄疸、胁肋疼痛等肝胆疾患。②呕吐、吞酸、呃逆等肝胆犯胃疾患。

(4)操作:点按法,揉法,摩法。

9. 带脉

(1)定位:侧腹部,第 11 肋骨游离端直下平脐处(图 3-17)。

(2)功效:行气活血。

(3)主治:①月经不调、闭经、赤白带下等妇科经带疾患。②疝气。③腰痛,胁痛。

(4)操作:点按法,揉法,摩法。

10. 环跳

(1)定位:侧卧屈髋,当股骨大转子高点与骶管裂孔连线的外 1/3 与内 2/3 交点处(图 3-17)。

(2)功效:强壮腰腿,通利经脉。

(3)主治:①腰胯疼痛、下肢痿痹、半身不遂等腰腿疾患。②风疹。

(4)操作:点按法,揉法,摩法。

11. 风市

(1)定位:大腿外侧正中,腘横纹上 7 寸(图 3-17)。简便取穴法:垂手直立时,中指尖下是穴。

(2)功效:祛风化湿。

(3)主治:①下肢痿痹、麻木及半身不遂等下肢疾患。②遍身瘙痒。

(4)操作:点按法,揉法,摩法。

12. 阳陵泉

(1)定位:在小腿外侧,当腓骨小头前下方凹陷中(图 3-17)。

(2)功效:强健腰膝。

（3）主治：①黄疸、胁痛、口苦、呕吐、吞酸等肝胆犯胃疾患。②膝肿痛、下肢痿痹及麻木等下肢、膝关节疾患。③小儿惊风。

（4）操作：点按法，揉法，摩法。

13. 光明

（1）定位：外踝高点上 5 寸，腓骨前缘（图 3-17）。

（2）功效：疏肝明目，活络消肿。

（3）主治：①目痛、夜盲、近视、目花等目疾。②胸乳胀痛。③下肢痿痹。

（4）操作：点按法，揉法，摩法。

14. 悬钟

（1）定位：外踝高点上 3 寸，腓骨前缘（图 3-17）。

（2）功效：疏肝益肾，平肝息风。

（3）主治：①髓海不足疾患，如痴呆。②颈项强痛，胸胁满痛，下肢痿痹。

（4）操作：点按法，揉法，摩法。

15. 丘墟

（1）定位：外踝前下方，趾长伸肌腱的外侧凹陷中（图 3-17）。

（2）功效：健脾利湿，泻热消肿。

（3）主治：①目赤肿痛、目翳等目疾。②颈项痛、腋下肿、胸胁痛、外踝肿痛等痛证。③足内翻，足下垂。

（4）操作：点按法，揉法，摩法。

16. 足临泣

（1）定位：在足背外侧，第 4 跖趾关节的后方，足小趾伸肌腱的外侧凹陷中（图 3-17）。

（2）功效：疏肝息风。

（3）主治：①偏头痛、目赤肿痛、胁肋疼痛、足跗疼痛等痛证。②月经不调，乳痈。③瘰疬。

（4）操作：点按法，揉法，摩法。

17. 侠溪

（1）定位：足背第 4、5 趾间，趾蹼缘后方赤白肉际处（图 3-17）。

(2)功效:疏肝利胆,消肿止痛。

(3)主治:①惊悸。②头痛、眩晕、颊肿、耳鸣、耳聋、目赤痛等头面五官疾患。
③胁肋疼痛、膝股痛、足跗肿痛等痛证。④乳痈。⑤热病。

(4)操作:点按法,揉法,摩法。

18. 足窍阴

(1)定位:第4趾外侧趾甲根角旁0.1寸(图3-17)。

(2)功效:通经止痛,聪耳泻热。

(3)主治:①头痛、目赤肿痛、耳鸣、耳聋、咽喉肿痛等头面五官实热病证。
②胸胁痛,足跗肿痛。

(4)操作:点按法,揉法,摩法。

十二、足厥阴肝经常用穴位

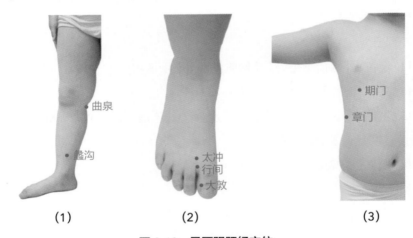

图 3-18　**足厥阴肝经穴位**

1. 大敦

(1)定位:足大趾外侧趾甲根角旁约0.1寸(图3-18)。

(2)功效:调理肝肾,息风开窍。

(3)主治:①疝气,少腹痛。②遗尿、癃闭、五淋、尿血等泌尿系疾患。③月
经不调、崩漏、阴缩、阴中痛、阴挺等月经病及前阴疾患。④癫痫,善寐。

(4)操作:点按法,揉法,摩法。

2. 行间

(1)定位:足背当第1、2趾间的趾蹼缘后方赤白肉际(图3-18)。

(2)功效:清肝泻热,凉血安神。

(3)主治:①中风、癫痫、头痛、目眩、目赤肿痛、青盲、口歪等肝经风热头目疾患。②月经不调、痛经、闭经、崩漏、带下等妇科经带疾患。③阴中痛、疝气。④遗尿、癃闭、五淋等泌尿系疾患。⑤胸胁满痛。

(4)操作:点按法,揉法,摩法。

3. 太冲

(1)定位:足背第1、2跖骨结合部之前凹陷中(图3-18)。

(2)功效:疏肝养血,清利下焦。

(3)主治:①中风、小儿惊风及癫、狂、痫;头痛、眩晕、耳鸣、目赤肿痛、口歪、咽痛等肝经风热疾患。②月经不调、痛经、经闭、崩漏、带下等妇科经带疾患。③黄疸、胁痛、腹胀、呕逆等肝胃疾患。④癃闭,遗尿。⑤下肢痿痹,足跗肿痛。

(4)操作:点按法,揉法,摩法。

4. 蠡沟

(1)定位:足内踝尖上5寸,胫骨内侧面的中央(图3-18)。

(2)功效:疏肝理气,调经止带。

(3)主治:①月经不调、赤白带下、阴挺、阴痒等妇科疾患。②小便不利。③疝气,睾丸肿痛。

(4)操作:点按法,揉法,摩法。

5. 曲泉

(1)定位:屈膝,膝内侧横纹头上方,半腱肌、半膜肌止端前缘凹陷中(图3-18)。

(2)功效:调经止带,清利湿热,通调下焦。

(3)主治:①月经不调、痛经、带下、阴挺、阴痒、产后腹痛等妇科疾患。②遗精,阳痿,疝气。③小便不利。④膝髌肿痛,下肢痿痹。

(4)操作:点按法,揉法,摩法。

6. 章门

(1)定位:在侧腹部,第 11 肋游离端下际(图 3-18)。

(2)功效:疏肝理气,健脾散结。

(3)主治:①腹痛、腹胀、肠鸣、腹泻、呕吐等胃肠疾患。②胁痛、黄疸、痞块(肝大、脾大)等肝脾疾患。

(4)操作:点按法,揉法,摩法。

7. 期门

(1)定位:乳头直下,第 6 肋间隙,前正中线旁开 4 寸(图 3-18)。

(2)功效:疏肝健脾,理气活血。

(3)主治:①胸胁胀痛、呕吐、吞酸、呃逆、腹胀、腹泻等肝胃疾患。②奔豚气。③乳痈。

(4)操作:点按法,揉法,摩法。

十三、督脉常用穴位

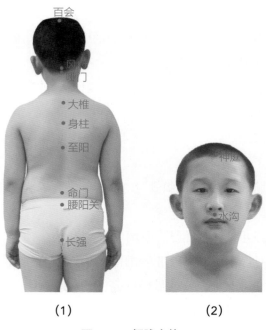

(1)   (2)

图 3-19　督脉穴位

1. 长强

(1)定位:跪伏或胸膝位,当尾骨尖端与肛门连线的中点处(图3-19)。

(2)功效:解痉止痛。

(3)主治:①腹泻、痢疾、便血、便秘、痔疮、脱肛等肠腑疾患。②腰脊和尾骶部疼痛。

(4)操作:点按法,揉法,摩法。

2. 腰阳关

(1)定位:后正中线上,第4腰椎棘突下凹陷中,约与髂嵴相平(图3-19)。

(2)功效:温肾强腰,保健壮骨。

(3)主治:①腰骶疼痛,下肢痿痹。②月经不调、赤白带下等妇科疾患。③遗精、阳痿等男科疾患。

(4)操作:点按法,揉法,摩法。

3. 命门

(1)定位:后正中线上,第2腰椎棘突下凹陷中(图3-19)。

(2)功效:温肾壮阳,利水消肿。

(3)主治:①腰脊强痛,下肢痿痹。②月经不调、赤白带下、痛经、经闭、不孕等妇科疾患。③遗精、阳痿、精冷不育、小便频数等肾阳不足病证。④小腹冷痛,腹泻。

(4)操作:点按法,揉法,摩法。

4. 至阳

(1)定位:后正中线上,第7胸椎棘突下凹陷中(图3-19)。

(2)功效:利胆退黄,宽胸利膈。

(3)主治:①黄疸、胸胁胀满等肝胆疾患。②咳嗽,气喘。③腰背疼痛,脊强。

(4)操作:点按法,揉法,摩法。

5. 身柱

(1)定位:后正中线上,第3胸椎棘突下凹陷中,约与两侧肩胛冈高点相平(图3-19)。

(2)功效:宣肺止咳,清热宁神。

(3)主治:①身热、头痛、咳嗽、气喘等外感疾患。②惊厥、癫、狂、痫等神志疾患。③腰脊强痛。④疔疮发背。

(4)操作:点按法,揉法,摩法。

6. 大椎(百劳)

(1)定位:后正中线上,第 7 颈椎棘突下凹陷中(图 3-19)。

(2)功效:清热解表,祛风止咳。

(3)主治:①热病、疟疾、恶寒发热、咳嗽、气喘等外感疾患。②骨蒸潮热。③癫、狂、痫证及小儿惊风等神志疾患。④项强,脊痛。⑤风疹,痤疮。

(4)操作:点按法,揉法,摩法。

7. 哑门

(1)定位:第 1 颈椎下,后发际正中直上 0.5 寸(图 3-19)。

(2)功效:开窍醒神,疏风通络,平肝息风。

(3)主治:①暴喑,舌缓不语。②癫、狂、痫及癔症等神志病证。③头痛,颈项强痛。

(4)操作:点按法,揉法,摩法。

8. 风府

(1)定位:正坐,头微前倾,后正中线上,入后发际上 1 寸,枕外隆凸直下,两侧斜方肌之间凹陷处(图 3-19)。

(2)功效:清热除湿,通关开窍。

(3)主治:①癫、狂、痫,中风,癔症等内风为患的神志疾患。②头痛、眩晕、颈项强痛、咽喉肿痛、失音、目痛、鼻衄等内、外风为患病证。

(4)操作:点按法,揉法,摩法。

9. 百会

(1)定位:后发际正中直上 5 寸,或当头部正中线与两耳尖连线的交点处(图 3-19)。

(2)功效:开窍醒脑,升阳举陷,益气固托。

(3)主治:①痴呆、中风、失语、瘫痪、失眠、健忘、癔症及癫、狂、痫证等神志疾患。②头风、头痛、眩晕、耳鸣等头面疾患。③脱肛、阴挺、胃下垂、肾下垂等气失固摄而致的下陷性疾患。

(4)操作:点按法,揉法,摩法。

10. 神庭

(1)定位:前发际正中直上 0.5 寸(图 3-19)。

(2)功效:宁神醒脑,降逆平喘。

(3)主治:①失眠、惊悸及癫、狂、痫。②头痛、目眩、目赤、目翳、鼻渊、鼻衄等头面五官疾患。③失眠、惊悸等神志疾患。

(4)操作:点按法,揉法,摩法。

11. 水沟(人中)

(1)定位:在人中沟的上 1/3 与下 2/3 交点处。

(2)功效:开窍醒神,解痉通脉。

(3)主治:①昏迷、晕厥、中风、中暑、休克、呼吸衰竭等急危重症,为急救要穴之一。②癔症,癫、狂、痫,急、慢惊风等神志疾患。③鼻塞、鼻衄、面肿、口歪、齿痛、牙关紧闭等面鼻口部疾患。④闪挫腰痛。

(4)操作:点按法,揉法,摩法,掐法。

十四、任脉常用穴位

1. 中极

(1)定位:前正中线上,脐下 4 寸(图 3-20)。

(2)功效:温肾壮阳,清利湿热。

(3)主治:①遗尿、小便不利、癃闭等泌尿系疾患。②遗精、阳痿、不育等男科疾患。③月经不调、崩漏、阴挺、阴痒、不孕、产后恶露不尽、带下等妇科疾患。

(4)操作:点按法,揉法,摩法。

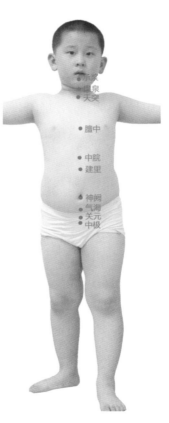

图 3-20 **任脉穴位**

2. 关元

(1)定位:前正中线上,脐下 3 寸(图 3-20)。

(2)功效:培补元气,温经散邪。

(3)主治:①中风脱证、虚劳冷惫、羸瘦无力等元气虚损疾患。②少腹疼痛,疝气。③腹泻、痢疾、脱肛、便血等肠腑疾患。④五淋、尿血、尿闭、尿频等泌尿系疾患。⑤遗精、阳痿、早泄、白浊等男科病。⑥月经不调、痛经、经闭、崩漏、带下、阴挺、恶露不尽、胞衣不下等妇科疾患。

(4)操作:点按法,揉法,摩法。

3. 气海

(1)定位:前正中线上,脐下 1.5 寸(图 3-20)。

(2)功效:益气助阳,调经固经。

(3)主治:①虚脱、形体羸瘦、脏气衰惫、乏力等气虚病证。②水谷不化、绕脐疼痛、腹泻、痢疾、便秘等肠腑病证。③小便不利,遗尿。④遗精,阳痿,疝气。⑤月经不调、痛经、经闭、崩漏、带下、阴挺、产后恶露不止、胞衣不下等妇科疾患。

(4)操作:点按法,揉法,摩法。

4. 神阙

(1)定位:脐窝中央(图 3-20)。

(2)功效:温阳利水,救逆固脱。

(3)主治:①虚脱、中风脱证等元阳暴脱。②腹痛、腹胀、腹泻、痢疾、便秘、脱肛等肠腑疾患。③水肿,小便不利。

(4)操作:揉法,摩法。

5. 建里

(1)定位:前正中线上,脐上 3 寸(图 3-20)。

(2)功效:健脾和胃,通降腑气。

(3)主治:①胃痛、呕吐、食欲不振、腹胀、腹痛等脾胃疾患。②水肿。

(4)操作:点按法,揉法,摩法。

6. 中脘

(1)定位:前正中线上,脐上 4 寸,或脐与胸剑联合连线的中点处(图 3-20)。

(2)功效:健脾养胃,降逆利水。

(3)主治:①胃痛、腹胀、纳呆、呕吐、吞酸、呃逆、小儿疳积等脾胃疾患。
②黄疸。

(4)操作:点按法,揉法,摩法。

7.膻中

(1)定位:前正中线上,平第4肋间隙;或两乳头连线与前正中线的交点处
(图3-20)。

(2)功效:理气止痛,降气通络。

(3)主治:①咳嗽、气喘、胸闷、心痛、噎膈、呃逆等胸中气机不畅的病证。
②产后乳少、乳痈、乳癖等胸乳病证。

(4)操作:点按法,揉法,摩法。

8.天突

(1)定位:胸骨上窝正中(图3-20)。

(2)功效:降逆止呕,理气平喘。

(3)主治:①咳嗽、哮喘、胸痛、咽喉肿痛、暴喑等肺系疾患。②瘿气、梅核气、
噎膈等气机不畅疾患。

(4)操作:点按法,揉法,摩法。

9.廉泉

(1)定位:微仰头,在喉结上方,当舌骨体上缘的中点处(图3-20)。

(2)功效:清咽利喉,消肿止痛。

(3)主治:中风失语、暴喑、吞咽困难、舌缓流涎、舌下肿痛、口舌生疮、喉痹
等咽喉口舌疾患。

(4)操作:点按法,揉法,摩法。

10.承浆

(1)定位:颏唇沟的正中凹陷处(图3-20)。

(2)功效:生津敛液,舒筋活络。

(3)主治:①口歪、齿龈肿痛、流涎等口部疾患。②暴喑,癫狂。

(4)操作:点按法,揉法,摩法。

十五、常用经外奇穴

1. 四神聪

（1）定位：在头顶部，当百会前后左右各 1 寸，共 4 穴（图 3-21）。

（2）功效：清利头目，益智醒神。

（3）主治：①头痛、眩晕、失眠、健忘、癫痫等神志病证。②目疾。

（4）操作：点按法，揉法。

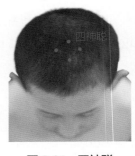

图 3-21　四神聪

2. 太阳

（1）定位：在颞部，当眉梢与目外眦之间，向后约 1 横指的凹陷处（图 3-22）。

（2）功效：宁神醒脑，祛风止痛。

（3）主治：①头痛。②目疾。③面瘫。

（4）操作：点按法，揉法，摩法，或点刺出血。

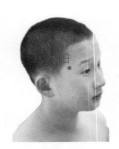

图 3-22　太阳

3. 印堂（眉心）

（1）定位：在额部，当两眉头的中间（图 3-23）。

（2）功效：明目通鼻，疏风清热，宁心安神。

（3）主治：①痴呆、痫证、失眠、健忘等神志疾患。②头痛，眩晕。③鼻衄，鼻渊，目赤肿痛。④小儿惊风，产后血晕，子痫。

（4）操作：点按法，揉法，摩法。用拇指指甲在眉心处掐 3 ～ 5 次，称掐眉心；或用拇指指端揉 20 ～ 30 次，称揉眉心。

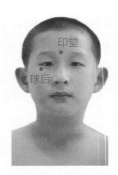

图 3-23　印堂 球后

4. 球后

（1）定位：在面部，当眶下缘外 1/4 与内 3/4 交界处（图 3-23）。

（2）功效：祛风明目。

（3）主治：目疾。

（4）操作：点按法，揉法。

5. 牵正

（1）定位：在面颊部，耳垂前 0.5 ~ 1 寸处（图 3-24）。

（2）功效：息风止痉。

（3）主治：面瘫，口疮。

（4）操作：点按法，揉法，摩法。

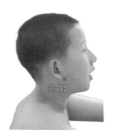

图 3-24　**牵正**

6. 安眠

（1）定位：在项部，当翳风与风池连线的中点（图 3-25）。

（2）功效：宁心安神。

（3）主治：①失眠，头痛，眩晕。②心悸。③癫狂。

（4）操作：点按法，揉法，摩法。

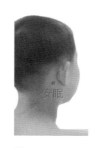

图 3-25　**安眠**

7. 子宫

（1）定位：在下腹部，当脐中下 4 寸，前正中线旁开 3 寸
（图 3-26）。

（2）功效：调经和血，温宫益胞。

（3）主治：阴挺、月经不调、痛经、崩漏、不孕等妇科
疾患。

（4）操作：点按法，揉法，摩法。

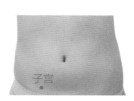

图 3-26　**子宫**

8. 定喘

（1）定位：在背上部，当第 7 颈椎棘突下，旁开 0.5 寸
（图 3-27）。

（2）功效：止咳平喘，宣肺理气。

（3）主治：①哮喘，咳嗽。②肩背痛，落枕。

（4）操作：点按法，揉法，摩法。

9. 夹脊

（1）定位：在背腰部，当第 1 胸椎至第 5 腰椎棘突下
两侧，后正中线旁开 0.5 寸，一侧 17 穴，左右共 34 穴（图 3-28）。

（2）功效：调理脏腑。

（3）主治：适应范围较广，其中上胸部的穴位治疗心肺、上肢疾病；下胸部

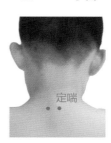

图 3-27　**定喘**

的穴位治疗胃肠疾病;腰部的穴位治疗腰腹及下肢疾病。

(4)操作:点按法,揉法,摩法。

10. 胃脘下俞

(1)定位:在背部,当第 8 胸椎棘突下,旁开 1.5 寸(图 3-29)。

(2)功效:和胃止痛。

(3)主治:①胃痛,腹痛,胸胁痛。②消渴。

(4)操作:点按法,揉法,摩法。

11. 腰眼

(1)定位:在腰部,当第 4 腰椎棘突下,旁开约 3.5 寸凹陷中(图 3-30)。

(2)功效:益肾补虚。

(3)主治:①腰痛。②月经不调,带下。③虚劳。

(4)操作:点按法,揉法,摩法。

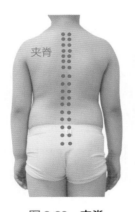
图 3-28 **夹脊**

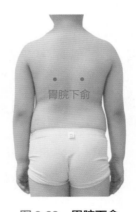
图 3-29 **胃脘下俞**

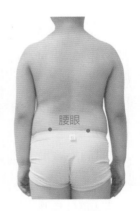
图 3-30 **腰眼**

12. 二白

(1)定位:在前臂掌侧,腕横纹上 4 寸,桡侧
腕屈肌腱的两侧,一侧 2 穴(图 3-31)。

(2)功效:调和气血,消痔宽胸。

(3)主治:①痔疾,脱肛。②前臂痛,胸胁痛。

(4)操作:点按法,揉法,摩法。

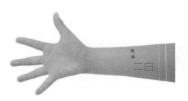
图 3-31 **二白**

13. 腰痛点

（1）定位：在手背侧，当第 2、第 3 掌骨及第 4、第 5 掌骨之间，当腕横纹与掌指关节连线中点凹陷处，一侧 2 穴，左右共 4 穴（图 3-32）。

（2）功效：化瘀止痛，舒筋通络。

（3）主治：急性腰扭伤，腰肌劳损、手背红肿疼痛。

（4）操作：点按法。

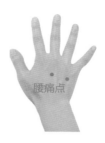

图 3-32　**腰痛点**

14. 外劳宫

（1）定位：左手背侧，当第 2、第 3 掌骨间，指掌关节后约 0.5 寸凹陷处（图 3-33）。

（2）功效：温阳散寒，舒筋活络，和中理气。

（3）主治：①落枕，手臂肿痛。②脐风。

（4）操作：点按法，揉法，摩法。

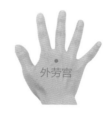

图 3-33　**外劳宫**

15. 四缝

（1）定位：在第 2 至第 5 指掌侧，近端指关节的中央，一手 4 穴，左右共 8 穴（图 3-34）。

（2）功效：消食除疳，祛痰化积。

（3）主治：①小儿疳积。②百日咳。

（4）操作：点按法，揉法。

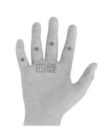

图 3-34　**四缝**

16. 十宣（十王）

（1）定位：在手十指尖端，距指甲游离缘 0.1 寸（指寸），左右共 10 穴（图 3-35）。

（2）功效：清热开窍。

（3）主治：①昏迷。②癫痫。③高热，咽喉肿痛。④手指麻木。

（4）操作：点按法，或点刺出血。

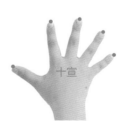

图 3-35　**十宣**

17. 膝眼（鬼眼）

(1)定位：屈膝，在髌韧带两侧凹陷处。在内侧的称内膝眼，在外侧的称外膝眼（图 3-36）。

(2)功效：活血通络，疏利关节。

(3)主治：①膝痛，腿痛。②脚气。

(4)操作：点按法，揉法，摩法。

18. 胆囊

(1)定位：在小腿外侧上部，当腓骨小头前下方凹陷处（阳陵泉）直下 2 寸（图 3-37）。

(2)功效：疏肝利胆通络。

(3)主治：①急、慢性胆囊炎，胆石症，胆道蛔虫症等胆腑疾患。②下肢痿痹。

(4)操作：点按法，揉法，摩法。

19. 阑尾

(1)定位：在小腿前侧上部，当犊鼻下 5 寸，胫骨前缘旁开 1 横指（图 3-38）。

(2)功效：通络通利肠腑。

(3)主治：①急、慢性阑尾炎。②消化不良。③下肢痿痹。

(4)操作：点按法，揉法，摩法。

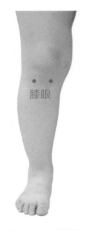 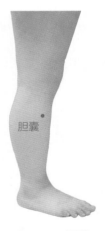 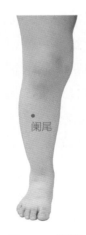

图 3-36　**膝眼**　　　图 3-37　**胆囊**　　　图 3-38　**阑尾**

十六、各流派常用特定穴

(一)头面颈项部特定穴位

1. 囟门

(1)定位:小儿未闭合颅骨正中直上棱形骨陷中(图 3-39)。

(2)功效:祛风定惊,益智健脑。

(3)主治:夜啼、多动、自闭、久泄、脱肛、遗尿等。

(4)操作:摩法、揉法、推法、振法,四法结合,一气呵成,称为囟门推拿法。

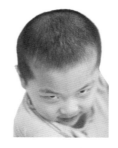

图 3-39　**囟门**

2. 山根

(1)定位:两目内眦连线中点与印堂之间的斜坡上(图 3-40)。

(2)功效:开窍醒神,明目安神,息风止痉。

(3)主治:惊风、昏迷、抽搐,目赤肿痛,迎风流泪,鼻塞不通。

(4)操作:掐法、点按法。

3. 睛明

(1)定位:目内眦稍上方凹陷处(图 3-40)。

(2)功效:泄热明目,通窍排脓。

(3)主治:目疾,小儿泪道阻塞。

(4)操作:小指指腹振按法。

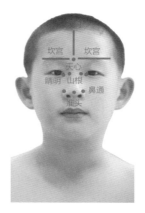

图 3-40　**头面部特定穴位**

4. 前顶门

(1)定位:位于头正中线,入前发际 3.5 寸,或于百会前 1.5 寸取穴(图 3-41)。

(2)功效:镇惊,安神,通窍。

(3)主治:头痛,惊风,鼻塞等症。

(4)操作:拇指指甲掐 3 ~ 5 次,揉 20 ~ 30 次,称

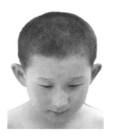

图 3-41　**前顶门**

掐揉前顶门。

5. 脑空

(1)定位:位于头后部,后发际正中直上2.5寸(风府直上1.5寸)为脑户。此穴旁开2.25寸与枕骨粗隆相平处为脑空(图3-42)。

(2)功效:镇惊安神,祛风通络。

(3)主治:惊风,癫痫,目眩,头痛。

(4)操作:两拇指指端揉20~30次或用拇指指甲掐3~5次,称揉脑空或掐脑空。

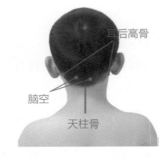

图 3-42　**脑空、耳后高骨、天柱骨**

6. 耳后高骨(高骨)

(1)定位:位于耳后入发际,乳突后缘高骨下凹陷中(图3-42)。

(2)功效:疏风解表,安神除烦。

(3)主治:感冒头痛,多与推攒竹、推坎宫、揉太阳等合用。亦能治神昏烦躁等症。

(4)操作:医生用拇指或中指端揉30~50次,称揉高骨;或用两拇指运推,运30~50次,称运高骨。

7. 天门

(1)定位:位于两眉中间至前发际成一直线(图3-40)。

(2)功效:疏风解表,开窍醒脑,镇静安神。

(3)主治:外感发热,头痛,惊惕不安,烦躁不能等症。

(4)操作:医生两拇指自下而上交替直推30~50次,称推攒竹,亦称开天门。若自眉心推至囟门处,推30~50次,则称为"大开天门"。

8. 坎宫

(1)定位:位于自眉心起沿眉至眉梢成一横线(图3-40)。

(2)功效:疏风解表,醒脑明目,止头痛。

(3)主治:外感发热,头痛,目赤头痛等症。

(4)操作:医生用两拇指自眉心向两侧眉梢分推30~50次,称推坎宫,亦称"分头阴阳"。

9. 鼻通

(1)定位:鼻软骨与鼻翼交界处,近处鼻唇沟上端处(图3-40)。

(2)功效:宣通鼻窍。

(3)主治:通窍要穴,用于各种原因所致鼻窍不通。

(4)操作:用食、中二指指腹按揉。

10. 天心

(1)定位:位于前额中部,天庭与眉心连线中点处(图3-40)。

(2)功效:醒脑安神。

(3)主治:治疗惊风、头痛、鼻塞伤风等症。

(4)操作:拇指指甲掐天心30次;或用螺纹面揉天心30次,称掐天心或揉天心。

11. 鼻准(准头)

(1)定位:位于鼻尖端(图3-40)。

(2)功效:祛风镇惊,开窍泄热。

(3)主治:治疗惊风,鼻出血,晕厥等症。

(4)操作:拇指指甲掐3～5次,称掐准头。

12. 桥弓

(1)定位:位于颈部两侧,耳后乳突沿胸锁乳突肌至缺盆成一直线(图3-43)。

(2)功效:活血,化瘀,消肿。

(3)主治:小儿肌性斜颈。

(4)操作:医生在两侧胸锁乳突肌处揉30次,摩50次,拿3～5次。

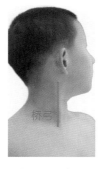

图3-43　**桥弓**

13. 天柱骨

(1)定位:颈后发际正中至大椎成一直线(图3-42)。

(2)功效:祛风散寒,降逆止呕。

(3)主治:感冒、咳嗽、呕吐、呃逆、嗳气、恶心。

(4)操作:用拇指或食、中二指自上而下直推,皮肤潮红为度。

123

(二)胸腹部特定穴

1. 咳穴

(1)定位:颈部前正中线,天突上 1 寸(图 3-44)。

(2)功效:催咳催吐。

(3)主治:呼吸急迫,咳嗽痰多,哮喘发作,痰涎壅盛,食物中毒。

(4)操作:一手固定患儿头部,另外一手拇指置于咳穴横向快速波动 1 ～ 3 次。

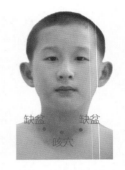

图 3-44　**咳穴、缺盆**

2. 缺盆

(1)定位:锁骨上窝中央,前正中线旁开 4 寸处(图 3-44)。

(2)功效:顺气化痰,止咳平喘。

(3)主治:咳嗽、哮喘、胸闷、痰多,胸背痛,咽喉痛等。

(4)操作:点按、揉法。

3. 乳根

(1)定位:距前正中线 4 寸处,平第 5 肋间隙,乳头直下 0.2 寸(图 3-45)。

(2)功效:宣肺理气,止咳化痰。

(3)主治:咳嗽、胸闷、痰鸣等症,临床上常与揉乳旁、推揉膻中合用。

(4)操作:医生以两手扶小儿两胁,再以两拇指于穴位处揉 30 ～ 50 次,称揉乳根。

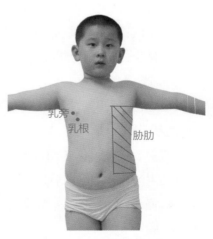

图 3-45　**乳根、乳旁、胁肋**

4. 乳旁

(1)定位:乳头外旁开 0.2 寸(图 3-45)。

(2)功效:宽胸理气,止咳化痰。

(3)主治:治疗胸闷、咳嗽、痰鸣、呕吐等症。

(4)操作:医生以两手扶小儿两胁,再以两拇指于穴位处揉 30 ～ 50 次,称揉乳旁。以食、中二指同时按揉乳根、乳旁两穴,称揉乳根、乳旁。

5. 胁肋

(1)定位:从腋下两胁至天枢水平处(图3-45)。

(2)功效:顺气化痰,除胸闷,开积聚。

(3)主治:小儿食积、痰壅、气逆所致的胸闷,腹胀等症。肝脾肿大,需久久搓摩。中气下陷,肾不纳气者慎用本穴。

(4)操作:小儿正坐,医生两手掌自小儿两胁腋下搓摩至天枢穴水平处,称搓摩胁肋,又称按弦走搓摩。搓摩 50 ~ 100 次。

6. 腹

(1)定位:腹部(图 3-46)。

(2)功效:摩腹——消食,理气,降气。分推腹阴阳——健脾和胃,理气消食。

(3)主治:便秘,腹胀,厌食,伤乳食泻。

(4)操作:有摩腹与分推腹阴阳之分。患儿仰卧,医生用两拇指指端沿肋弓角边缘或自中脘至脐,向两旁分推 100 ~ 200 次,称分推腹阴阳。医生用掌面或4 指摩腹 5 分钟,称摩腹,逆时针摩为补,顺时针摩为泻,往返摩之为平补平泻。

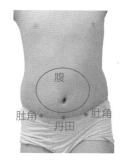

图 3-46　**腹、丹田、肚角**

7. 丹田

(1)定位:小腹部,脐下 2 寸与 3 寸之间(图 3-46)。

(2)功效:培肾固本,温补下元,分清别浊。

(3)主治:小儿先天不足、寒凝少腹及腹痛、疝气、遗尿、脱肛等症。

(4)操作:有摩丹田与揉丹田之分。患儿仰卧,以掌摩该穴 2 ~ 3 分钟,称摩丹田;用拇指或中指端揉 100 ~ 300 次,称揉丹田。

8. 肚角

(1)定位:脐下 2 寸(石门)旁开 2 寸之大筋(图 3-46)。

(2)功效:健脾和胃,理气消滞。

(3)主治:各种原因所致之腹痛,肚角为止腹痛的要法。

（4）操作：有拿肚角与按肚角之分。患儿仰卧，医生用拇、食、中3指深拿3～5次，称拿肚角；医生用中指端按穴处3～5次，称按肚角。

（三）背腰骶部穴位

1. 七节骨

（1）定位：从第4腰椎至尾椎骨端成一直线（图3-47）。

（2）功效：温阳止泻，泻热通便。

（3）主治：推上七节骨多用于治疗虚寒腹泻或久痢等病症。推下七节骨多用于治疗实热便秘或痢疾等病症。

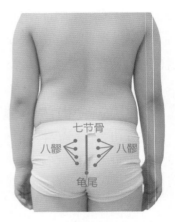

图 3-47　**七节骨、龟尾、八髎**

（4）操作：有推上七节骨与推下七节骨之分。以拇指螺纹面桡侧或食、中两指螺纹面着力，自下向上做直推法100～300次，称推上七节骨；若自上向下作直推法100～300次，称推下七节骨。

2. 龟尾（长强）

（1）定位：在尾椎骨端。又说在尾椎骨端与肛门连线之中点处，即长强（图3-47）。

（2）功效：通调督脉，调理大肠。

（3）主治：泄泻，便秘，脱肛，遗尿等。

（4）操作：有揉龟尾与掐龟尾之分。以拇指端或中指端着力，在龟尾穴上揉动100～300次左右，称揉龟尾。用拇指指甲掐3～5次，称掐龟尾。龟尾穴一般不单独使用，常与七节骨配合应用。

3. 脊柱（脊）

（1）定位：在后正中线上，自第一胸椎至尾椎端成一直线。穴呈线状（图3-48）。

（2）功效：调阴阳，和脏腑，理气血，通经络。

（3）主治：发热、惊风、夜啼、疳积、腹泻、腹痛、呕吐、便秘等。

（4）操作：有推脊、捏脊、按脊之分。以食、中两指螺纹面着力，自上而下在脊柱穴上做直推法 100 ～ 300 次，称推脊；以拇指与食、中两指呈对称着力，自龟尾开始，双手一紧一松交替向上挤捏推进至第一胸椎处，反复操作 3 ～ 7 遍，称捏脊；以拇指螺纹面着力，自第一胸椎向下依次按揉脊柱骨至尾椎端 3 ～ 5 遍，称按脊。

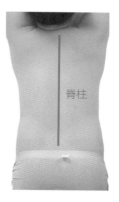

图 3-48　**脊柱**

4. 八髎

（1）定位：位于骶部，八个骶后孔（图 3-47）。

（2）功效：温里，泻热，调二便。

（3）主治：虚寒证之形寒、蜷缩、神疲、完谷不化、小便清长。

（4）操作：点按法、揉法、摩法。

（四）上肢部特定穴位

1. 脾经

（1）定位：拇指末节螺纹面（图 3-49）或拇指桡侧缘，由指尖至指根成一直线。

（2）功效：补脾经——健脾胃，补气血。清脾经——清热利湿，化痰止呕。清补脾经——健胃消食，增进食欲。

（3）主治：食欲不振，肌肉消瘦，消化不良，湿热熏蒸，皮肤发黄，恶心呕吐，腹泻痢疾，食积，胃脘痞闷，吞酸纳呆，腹泻，呕吐等。

（4）操作：推法。补脾经：医生以一手持小儿拇指以固定，另一手以拇指螺纹面旋推小儿拇指螺纹面；或将小儿拇指屈曲，医生以拇指端循小儿拇指桡侧缘由指尖向指根方向直推 100 ～ 500 次。清脾经：医生以一手持小儿拇指以固定，另一手以拇指自小儿拇指根向指尖方向直推小儿拇指螺纹面。

2. 胃经

（1）定位：拇指掌面近掌端第一节（图 3-49），或大鱼际桡侧缘，赤白肉际，由掌根至拇指根成一直线。

（2）功效：补胃经——健脾胃，助运化。清胃经——清热化湿，和胃降逆，除烦止渴。

（3）主治：补胃经常用于脾胃虚弱，消化不良，腹胀纳呆等症；清胃经常用于呕恶，脘腹胀满，发热烦渴，便秘纳呆，衄血等实证。

（4）操作：有补胃经与清胃经之分。补胃经：医生一手持小儿拇指以固定，另一手以拇指螺纹面旋推小儿拇指掌面近掌端第一节；或以拇指端自小儿大鱼际桡侧缘从指根向掌根方向直推 100 ～ 500 次。清胃经：医生一手持小儿拇指以固定，另一手以拇指螺纹面沿近掌端第一节自小儿掌根向指根方向直推。

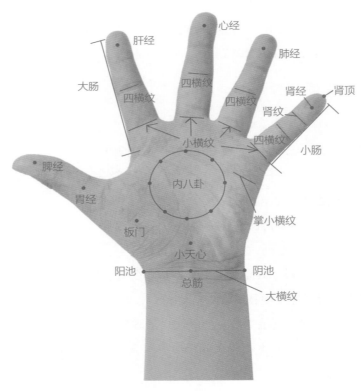

图 3-49　上肢部特定穴位

3. 肝经

（1）定位：食指末节螺纹面（图3-49）或食指掌面，由指尖至指根成一直线。

（2）功效：平肝泻火，息风镇惊，解郁除烦。

（3）主治：清肝经常用于惊风，抽搐，烦躁不安，五心烦热等实证，多与掐人中、掐老龙、掐十宣、揉小天心等合用。

（4）操作：有补肝经和清肝经之分。补肝经：医生以一手持小儿食指以固定，另一手以拇指螺纹面旋推小儿食指螺纹面或沿整个食指掌面自指尖推向指根100～500次。清肝经：医生一手持小儿食指以固定，另一手以拇指端自小儿食指根向指尖方向直推食指螺纹面。肝经宜清不易补，若肝虚应补时需补后加清，或以补肾经代之，称为滋肾养肝法。

4. 心经

（1）定位：中指末节螺纹面（图3-49）或中指掌面，由指尖至指根成一直线。

（2）功效：清热退心火。

（3）主治：常用于心火亢盛所致高热神昏，面赤口疮，小便短赤等，多与清天河水、清小肠等同用。

（4）操作：有补心经与清心经之分。补心经：医生以一手持小儿中指以固定，另一手以拇指螺纹面旋推小儿中指螺纹面；或沿小儿整个中指掌面自指尖推向指根100～500次。清心经：医生一手持小儿中指以固定，另一手以拇指端自小儿中指根向指尖方向直推中指螺纹面。本穴宜用清法，不宜用补法，恐动心火之故。若气血不足而见心烦不安，睡卧露睛等症，需用补法时，可补后加清，或以补脾经代之。

5. 肺经

（1）定位：无名指末节螺纹面（图3-49）或无名指掌面，由指尖至指根成一直线。

（2）功效：补肺经——补肺气。清肺经——宣肺清热，疏风解表，止咳化痰。

（3）主治：补肺经常用于虚性咳喘，遗尿，自汗，盗汗等，常与补脾经、揉二马、推三关等合用。清肺经常用于脏热喘咳，感冒发热，便秘等实证，多与清天河水、退六腑、推揉擅中、运内八卦等同用。

(4)操作:有补肺经和清肺经之分。补肺经:医生以一手持小儿无名指以固定,另一手以拇指螺纹面旋推小儿无名指末节螺纹面;或沿整个无名指掌面自指尖推向指根 100 ～ 500 次。清肺经:医生一手持小儿无名指以固定,另一手以拇指端自小儿无名指根向指尖方向直推无名指螺纹面。

6. 肾经

(1)定位:小指末节螺纹面(图 3-49)或小指掌面稍偏尺侧,由指尖至指根成一直线。

(2)功效:补肾经——补肾益脑,温养下元。清肾经——清利下焦湿热。

(3)主治:补肾经常用于先天不足,久病体虚,肾虚久泻,多尿,遗尿,虚汗、喘息等症,多与补脾经、补肺经、揉肾俞、擦命门、捏脊等合用。清肾经常用于治疗膀胱蕴热,小便赤涩,腹泻等病症,多与掐揉小天心、清小肠、推箕门等相配合。

(4)操作:有补肾经和清肾经之分。补肾经:医生以一手持小儿小指以固定,另一手以拇指螺纹面旋推小儿小指末节螺纹面;或沿整个小指掌面自指根直推向指尖 100 ～ 500 次。清肾经:医生一手持小儿小指以固定,另一手以拇指指端自小儿小指指尖向指根力向直推小指螺纹面。肾经穴临床上多用补法,需用清法时,多以清小肠代之。

7. 四横纹

(1)定位:掌面食、中、无名、小指近侧指间关节横纹处(图 3-49)。

(2)功效:掐四横纹——退热除烦,散瘀结。推四横纹——调中行气、和气血、清胀满。

(3)主治:用治胸闷痰喘,多与运八卦、推肺经、推膻中等合用;治疗疳积、腹胀、气血不和、消化不良等症,常与补脾经、揉中脘等合用。

(4)操作:有掐四横纹与推四横纹之分。医生一手持小儿 4 指固定,另一手拇指指甲自食指横纹至小指横纹依次掐 3 ～ 5 次,称掐四横纹;或一手将小儿 4 指并拢,用另一手拇指螺纹面从小儿食指横纹处推向小指横纹处,推 100 ～ 300 次,称推四横纹。

8. 小横纹

(1)定位:掌面食、中、无名、小指掌指关节横纹处(图 3-49)。

(2)功效:掐小横纹——退热,消胀散结。推小横纹——治疗肺部干性啰音。

(3)主治:用于治疗脾胃热结,口唇破烂及腹胀等症。因脾虚作胀者,兼补脾经;因食损者,兼揉脐、清补脾经、运八卦;口唇破裂,口舌生疮者,常与清脾经、清胃经、清天河水合用。

(4)操作:有掐小横纹和推小横纹之分。医生一手持小儿 4 指固定,另一手拇指指甲自小儿食指横纹至小指横纹依次掐 3 ~ 5 次,称掐小横纹;或一手将小儿 4 指并拢,用另一手拇指桡侧从小儿食指横纹处推向小指横纹处,推100 ~ 150 次,称推小横纹。

9. 大肠

(1)定位:食指桡侧缘,自食指尖至虎口成一直线(图 3-49)。

(2)功效:补大肠——涩肠固脱,温中止泄。清大肠——清利肠腑,除湿热,导积滞。

(3)主治:补大肠常用于虚寒腹泻、脱肛等病症;清大肠常用于湿热,积食滞留肠道,身热腹痛,痢下赤白,大便秘结等症。

(4)操作:有补大肠与清大肠之分。补大肠:医生以一手持小儿食指以固定,另一手以拇指螺纹面由小儿食指尖直推向虎口 100 ~ 500 次,称补大肠。清大肠:医生一手持小儿食指以固定,另一手以拇指螺纹面由小儿虎口推向食指尖 100 ~ 500 次,称清大肠。

10. 小肠

(1)定位:小指尺侧边缘,自指尖至指根成一直线(图 3-49)。

(2)功效:补小肠——温补下焦。清小肠——清利下焦湿热,泌别清浊。

(3)主治:补小肠常用于下焦虚寒,多尿,遗尿;清小肠多用于小便短赤不利,尿闭,水泻等症。

(4)操作:有补小肠和清小肠之分。补小肠:医生以一手持小儿小指以固定,另一手以拇指螺纹面由小儿指尖推向指根 100 ~ 500 次。清小肠:医生以一手持小儿小指以固定,另一手以拇指螺纹面由小儿指根推向指尖 100 ~

500 次。

11. 肾顶

(1)定位:小指顶端(图 3-49)。

(2)功效:收敛元气,固表止汗。

(3)主治:常用于自汗、盗汗或大汗淋漓不止等症。阴虚盗汗,多与揉肾经、揉二人上马、补肺经等同用;阳虚自汗配补脾经。

(4)操作:医生一手持小儿小指以固定,另一手中指或拇指端按揉小儿小指顶端 100 ～ 500 次,称揉肾顶。

12. 肾纹

(1)定位:手掌面,小指远侧指间关节横纹处(图 3-49)。

(2)功效:祛风明目,散瘀结。

(3)主治:治疗目赤肿痛,口舌生疮,弄舌,高热,呼吸气凉,手足逆冷等症。

(4)操作:医生一手持小儿小指以固定,另一手中指或拇指端按揉小儿小指远侧指间关节横纹处,揉 100 ～ 500 次,称揉肾纹。

13. 掌小横纹

(1)定位:掌面小指根下,尺侧掌纹头(图 3-49)。

(2)功效:清热散结,宽胸宣肺,化痰止咳。

(3)主治:揉掌小横纹常用于喘咳,口舌生疮等,治喘咳常与清肺经、推六腑、开璇玑同用;治疗口舌生疮常与清心经、清胃经、清天河水同用。

(4)操作:医生一手持小儿手掌,另一手中指或拇指端按揉小儿小指根下尺侧掌纹头,揉 100 ～ 500 次,称揉掌小横纹。

14. 板门

(1)定位:手掌大鱼际平面(图 3-49)。

(2)功效:揉板门——健脾和胃、消食化滞。板门推向横纹——健脾止泻。横纹推向板门——和胃降逆。

(3)主治:揉板门常用于治疗乳食停积,食欲不振或嗳气,腹胀,腹泻,呕吐等症;板门推向横纹止泻,横纹推向板门止呕。

(4)操作:有揉板门、板门推向横纹和横纹推向板门之分。医生以一手持小儿手部以固定,另一手拇指端揉小儿大鱼际平面,揉 50 ~ 100 次,称揉板门或运板门;用推法自指根推向腕横纹 100 ~ 300 次,称板门推向横纹;反向推 100 ~ 300 次,称横纹推向板门。

15. 内八卦

(1)定位:手掌面,以掌心为圆心,从圆心至中指根横纹的 2/3 处为半径,所作圆周,八卦穴即在此圆周上(对小天心者为坎,对中指者为离,在拇指侧离至坎半圆的中心为震,在小指侧半圆的中心为兑)。共 8 个方位,即:乾、坎、艮、震、巽、离、坤、兑(图 3-49)。

(2)功效:顺运内八卦:宽胸理气,止咳化痰,行滞消食。逆运内八卦:降气平喘。

(3)主治:顺运内八卦主要用于痰结喘嗽,乳食内伤,胸闷,腹胀,呕吐及纳呆等症;逆运内八卦主要用于痰喘呕吐等。

(4)操作:运八卦有顺运、逆运和分运之分。医生一手持小儿 4 指以固定,掌心向上,拇指按定离卦,另一手食、中二指夹持小儿拇指,拇指自乾卦运至兑卦,运 100 ~ 500 次,称顺运内八卦;若从兑卦运至乾卦,运 100 ~ 500 次,称逆运内八卦(运至离宫时,应从拇指上运过,否则恐动心火);根据症状,可按方位分运,运 100 ~ 200 次,称分运八卦。

16. 小天心

(1)定位:大、小鱼际交接处凹陷中(图 3-49)。

(2)功效:揉小天心——清热、镇惊、利尿、明目。掐、捣小天心——镇惊安神。

(3)主治:揉小天心主要用于心经有热而致的目赤肿痛,口舌生疮,惊惕不安或心经有热移于小肠而见小便短赤等症;掐、捣小天心常用于惊风抽搐,夜啼,惊惕不安等症。

(4)操作:有揉、掐、捣小天心之分。医生一手持小儿 4 指以固定,掌心向上,另手中指端揉小儿大、小鱼际交接处凹陷 100 ~ 150 次,称揉小天心;以拇指指甲掐 3 ~ 5 次,称掐小天心;用中指尖或屈曲的指间关节捣 10 ~ 30 次,称捣小天心。

17. **大横纹（手阴阳，阳池、阴池）**

（1）定位：腕部掌侧横纹。近拇指端称阳池，近小指端称阴池（图3-49）。

（2）功效：分阴阳——平衡阴阳，调和气血，行滞消食。合阴阳——行痰散结。

（3）主治：分阴阳多用于阴阳不调、气血不和所致寒热往来，烦躁不安以及乳食停滞，腹胀，腹泻，呕吐等症；合阴阳多用于痰结喘嗽，胸闷等症。

（4）操作：有分阴阳与合阴阳之分。医生两手相对挟持小儿手部，两拇指置小儿掌后横纹中央。由总筋向两旁分推，推30～50次，称分推大横纹，亦称分阴阳；自两侧向总筋合推，推30～50次，称合阴阳。

18. **总筋**

（1）定位：掌侧腕横纹中点（图3-49）。

（2）功效：揉总筋——清心经热，散结止痉，通调周身气机。掐总筋——镇惊止痉。

（3）主治：揉总筋治疗口舌生疮、潮热、夜啼等实热证；掐总筋治疗惊风抽搐。

（4）操作：有揉总筋和掐总筋之分。医生一手持小儿4指以固定，另一手拇指端按揉小儿掌后腕横纹中点100～300次，称揉总筋；用拇指指甲掐3～5次，称掐总筋。

19. **三关**

（1）定位：前臂桡侧缘，自阳池至曲池成一直线（图3-50）。

（2）功效：温阳散寒，补气行气，发汗解表。

（3）主治：主治一切虚寒病证。常用于治疗气血虚弱、命门火衰、下元虚冷阳气不足引起的四肢厥冷，面色无华，食欲不振，疳积，吐泻等症；治疗感冒风寒，怕冷无汗或疹出不透等症。

（4）操作：医生一手握持小儿手部，另一手以拇指桡侧缘或食、中指面自小儿前臂桡侧缘腕横纹

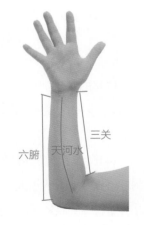

图3-50　**三关、天河水、六腑**

推向肘横纹,推 100 ~ 500 次,称推三关;屈小儿拇指,自拇指外侧端推向肘横纹称为大推三关。

20. 天河水

(1)定位:前臂正中,自总筋至洪池(曲泽)成一直线(图 3-50)。

(2)功效:清热解表,泻火除烦。

(3)主治:本法性微凉,清热力平和,善清卫、气分热,清热而不伤阴。治一切热证,多用于外感风热所致感冒发热、头痛、恶风等,五心烦热,口燥咽干,唇舌生疮,夜啼等症。

(4)操作:医生一手持小儿手部,另一手食、中指面自小儿前臂正中腕横纹推向肘横纹 100 ~ 500 次,称清(推)天河水。

21. 六腑

(1)定位:前臂尺侧,肘横纹至腕横纹一直线(图 3-50)。

(2)功效:清热凉血解毒。

(3)主治:退六腑性寒凉,适用于一切实热病证。治疗温病邪入营血,脏腑郁热积滞,壮热烦渴,腮腺炎及肿毒等实热证。

(4)操作:医生一手持小儿腕部以固定,另一手拇指或食、中指面自小儿前臂尺侧肘横纹推向腕横纹,推 100 ~ 500 次,称退六腑或推六腑。

22. 老龙

(1)定位:中指甲根后 0.1 寸处(图 3-51)。

(2)功效:醒神开窍。

(3)主治:用于急救。主治急惊风,高热抽搐,不省人事。若急惊暴死,掐之知痛有声者易治,不知痛且无声者,一般难治。

(4)操作:医生一手握持小儿手部,另一手以拇指指甲掐小儿中指甲根后 0.1 寸处掐 3 ~ 5 次;或醒后即止,称掐老龙。

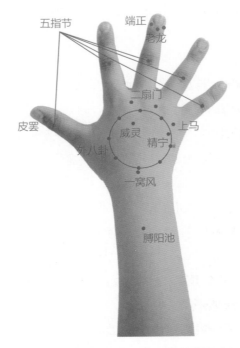

图 3-51　老龙、端正、五指节、二扇门、上马、威灵、精宁、外八卦、一窝风

23. 端正(左端正、右端正)

(1)定位:中指甲根两侧赤白肉际处,桡侧称左端正,尺侧称右端正(图 3-51)。

(2)功效:揉右端正——降逆止呕。揉左端正——升提中气,止泻。掐端正——醒神开窍,止血。

(3)主治:揉右端正常用于胃气上逆引起的恶心呕吐等症;揉左端正常用治水泻、痢疾等症。掐端正常用于惊风等症。

(4)操作:医生一手握持小儿手部,另一手以拇指指甲掐或用拇指螺纹面揉小儿中指甲根两侧赤白肉际处,掐 5 次,揉 50 次,称掐揉端正。

24. 五指节

(1)定位:掌背五指近侧指间关节(图 3-51)。

(2)功效:安神镇惊,祛风痰,通关窍。

（3）主治：掐五指节主要用于惊惕不安、惊风等症，多与清肝经、掐老龙等合用；揉五指节主要用于胸闷、痰喘、咳嗽等症，多与运内八卦、推揉膻中等合用。经常搓捻五指节有利于小儿智力发育，可用于小儿保健。

（4）操作：有掐五指节和揉五指节之分。医生手握小儿手部，使掌面向下，另一手拇指指甲由小儿小指或拇指依次掐之，继以揉之，各掐 3 ～ 5 次，揉 30 ～ 50 次，称掐揉五指节；以拇、食指揉搓 30 ～ 50 次，称揉五指节。

25. 二扇门

（1）定位：掌背中指掌指关节两侧凹陷处（图 3-51）。

（2）功效：发汗透表，退热平喘。

（3）主治：治疗体虚外感常与揉肾顶、补脾经、补肾经等合用。揉两扇门要稍用力，速度宜快，多用于风寒外感。掐揉二扇门是发汗要法。

（4）操作：有掐、揉二扇门之分。医生一手持小儿手部，另一手食、中指端揉小儿穴处，揉 100 ～ 500 次，称揉二扇门；医生两手食、中二指固定小儿腕部，令手掌向下，无名指托其手掌，然后用两拇指指甲掐之，继而揉之，掐 3 ～ 5 次，称掐二扇门。

26. 上马（二人上马）

（1）定位：手背无名指与小指掌指关节后陷中（图 3-51）。

（2）功效：滋阴补肾，顺气散结，利水通淋。揉上马为补肾滋阴的要法。

（3）主治：临床上用揉法为多，主要用于阴虚阳亢，潮热烦躁，牙痛，小便赤涩淋沥等症。揉上马常与揉小横纹合用，治疗肺部感染有干性啰音，久不消失者。湿性啰音配揉掌小横纹，多揉亦有效。

（4）操作：有掐上马与揉上马之分。医生一手握持小儿手部，使手心向下，以另手拇指指甲掐小儿穴处，掐 3 ～ 5 次，称掐上马；以拇指端揉之，揉 100 ～ 500 次，称揉上马。

27. 威灵

（1）定位：手背第 2、3 掌骨缝间（图 3-51）。

（2）功效：开窍醒神。

（3）主治：多用于急惊风，昏迷不醒时的急救，常与掐精宁同用，加强开窍醒神作用。

(4)操作:医生一手持小儿4指,令掌背向上,另一手拇指指甲掐小儿穴处,继以揉掐5次;或醒后即止,称掐威灵。

28. 精宁

(1)定位:手背第4、5掌骨缝间(图3-51)。

(2)功效:行气,破结,化痰。

(3)主治:多用于痰食积聚,气吼痰喘,干呕,疳积等症。体虚者慎用,若应用则多与补脾经、推三关、捏脊等同用。

(4)操作:医生一手持小儿4指,令掌背向上,另一手拇指指甲掐小儿穴处,继以揉之,掐5次,称掐精宁。

29. 外八卦

(1)定位:掌背外劳宫周围,与内八卦相对处(图3-51)。

(2)功效:宽胸理气,通滞散结。

(3)主治:治疗胸闷、腹胀、便结等症,多与摩腹、推揉膻中等合用。

(4)操作:医生一手持小儿4指令掌背向上,另一手拇指自小儿外八卦做顺时针方向运,运100～300次,称运外八卦。

30. 一窝风(乙窝风)

(1)定位:手背腕横纹正中凹陷处(图3-51)。

(2)功效:温中行气,止痹痛,利关节。

(3)主治:常用于受寒、食积等原因引起的腹痛等症,多与拿肚角、推三关、揉中脘等合用。多揉治疗寒滞经络引起的痹痛。

(4)操作:医生一手握持小儿手部,另一手以中指或拇指端按揉小儿穴处,揉100～300次,称揉一窝风。

31. 膊阳池(外间使、支沟)

(1)定位:腕背横纹上3寸,尺桡骨之间。属手少阳三焦经(图3-51)。

(2)功效:解表清热,通络止痛。

(3)主治:治疗小儿感冒头痛、腹泻、腹痛。

(4)操作:医生一手持小儿腕部,另一手拇指指甲掐小儿穴处,掐3～5次,继而揉之,称掐膊阳池;用拇指端或中指端揉 100 ～ 500 次,称揉膊阳池。

32. 皮罢

(1)定位:拇指甲根(图 3-51)。

(2)功效:降气平喘,醒神。

(3)主治:喉间痰鸣、咽喉肿痛、声音嘶哑、鼻塞声重。

(4)操作:医生一手持小儿拇指以固定,另一手拇指指甲掐小儿穴处,掐 3 ～ 5 次,继而揉之,称掐皮罢。

(五)下肢部穴位

1. 箕门(足膀胱)

(1)定位:大腿内侧,膝盖上缘至腹股沟中点成一直线。足膀胱属小儿推拿的特定穴,呈线状。有左为膀胱,右为命门之说(图 3-52)。

(2)功效:利尿,清热。

(3)主治:常用于治疗癃闭,小便赤涩不利,尿闭,水泻及该处痿软无力等病症。

(4)操作:有推足膀胱与拿足膀胱之分。以食、中两指螺纹面着力,自小儿膝盖内侧上缘向上直推至腹股沟处 100 ～ 300 次,称推足膀胱或称推箕门;以拇指与食、中两指相对着力,提拿该处肌筋 3 ～ 5 次,称拿足膀胱或拿箕门。

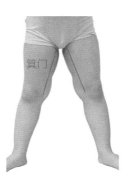

图 3-52　**箕门**

2. 仆参

(1)定位:昆仑直下,外踝后下方,跟骨外侧下赤白肉际凹陷中。属足太阴膀胱经(图 3-53)。

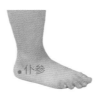

图 3-53　**仆参**

(2)功效:益肾健骨,舒筋活络,安神定志。

(3)主治:主要用于治疗腰痛、足跟痛、晕厥、惊风、足痿不收等病症。

(4)操作:有拿仆参和掐仆参之分。以拇指与食、中两指相对着力,稍用力在小儿仆参穴上拿捏 3 ～ 5 次,称拿仆参;以拇指甲着力,稍用力在小儿仆参穴上掐压 3 ～ 5 次,称掐仆参。

第四章

常见小儿推拿手法

第一节

概述

一、概念

小儿推拿疗法是以手为主,对患儿进行各种不同的操作方法,既与成人有着相同之处,又有其独立于成人推拿手法之外的特殊操作方法,包括单式和复式手法两种。单式手法是最常用的基础手法。复式手法是一种组合式手法操作,为小儿推拿所特有,其理论基础来源于小儿特定穴。

二、源流

早在两千多年前就有小儿推拿手法的记载。《五十二病方》有刮法、搔法、摩法的介绍,此后,小儿推拿手法伴随成人推拿手法发展。《黄帝内经》将手法称为"按跷"。《肘后备急方》记载了掐法、捏脊法、抄腹法。《备急千金要方》以膏摩见长。《小儿按摩经》记载了18种手法,逐渐形成了小儿推拿手法体系。《厘正按摩要术》记载"揉法,推、运、搓、摇等法,均从摩法出也",并将小儿推拿归纳为按、摩、掐、揉、推、运、搓、摇八法。

三、基本要求

小儿脏腑娇嫩,形气未充,肌肤柔弱,手法着力上应该"持久、有力、均匀、柔和、深透",此外还强调"轻快、柔和、平稳、着实",因此需要多练习。以参考成人推拿手法练习为主。

小儿推拿操作时,一般来说以推法、揉法次数为多,而摩法时间较长,掐法则重、快、少,在掐后常常继用揉法,而按法和揉法也常配合应用。掐、拿、捏等较强刺激手法,一般应放在最后操作,以免过于疼痛刺激造成小儿哭闹,影响后续治疗。

四、补泄基本原则

小儿出生到长大,处于不断生长发育的过程中,无论是生理、病理、辨证、治疗方面均与成人有不同之处,同时需要做好保育工作。年龄越小,小儿的特征越明显。因此,小儿推拿疗法需要掌握一些基本原则。这些原则对于掌握小儿推拿疗法以及更好地将其运用于临床治疗工作中,并起到理想治疗效果,有着极其重要的意义。

"虚者补之,实者泻之"是推拿治疗的基本原则。小儿推拿疗法十分重视补泻,历代医家在长期临床实践中,对小儿推拿的补泻积累了丰富的经验,并通过反复验证,不断总结,提出了以下补泻方法:

1. 轻重补泻法,指医生在患儿体表穴位上通过调整用力的大小起到补泻作用的手法。即轻用力为补法,重用力为泻法。

2. 快慢补泻法,指医生通过调整手法于患儿体表穴位操作时的频率起到补泻作用的手法。一般而言,手法频率慢为补,快为泻。如《厘正按摩要术》所言:"急摩为泻,缓摩为补。"

3. 方向补泻法,指作用于小儿手部或腹部穴位时调整方向起到补泻作用的手法。一般在手部穴位上往向心方向直推为补法;离心方向直推为泻法。

4. 经络补泻法,又称迎随补泻法或顺逆补泻法,指顺(随)其经络走行操作为补,逆(迎)其经络走行操作为泻的操作手法,如《灵枢·始终篇》曰:"泻者迎之,补者随之。"

5. 次数补泻法,是通过统计医者运用推拿手法在穴位上操作的次数衡量补泻有效治疗量的方法。一般而言,次数多、时间长、手法轻柔的推拿手法为补法;次数少、时间短、手法较重的推拿手法为泻法。

6. 平补平泻法,是患儿病情虚实不明显或日常保健时常用的一种推拿手法。

单式手法

　　小儿推拿手法的种类最早见于《厘正按摩要术》中"按、摩、掐、揉、推、运、搓、摇"所列八法。现代临床治疗中也常常将成人的推拿手法演变运用到小儿的推拿疗法之中。

一、推法

1. 概念

　　以拇指或食、中两指的螺纹面着力,附着在小儿体表一定的穴位或部位上,做单方向的直线或环旋移动,称为推法。临床上根据操作方向的不同,将其分为直推法、旋推法、分推法、合推法。

2. 操作手法

　　(1)直推法:以一手握持小儿肢体,使被操作的部位或穴位向上。另一手拇指自然伸直,以螺纹面或其桡侧缘着力,或食、中两指伸直,以螺纹面着力单方向的直线推动。

　　(2)旋推法:以拇指螺纹面着力于部位或者穴位上,拇指主动运动做环旋运动。

ER-4-1　直推法

ER-4-2　旋推法

（3）分推法：以双手拇指螺纹面或其桡侧缘，或用双掌着力，稍用力附着在小儿所需治疗的穴位或部位上，用腕部或前臂发力，自穴位或部位的中间向两旁做直线推动。

（4）合推法是与分推法相对而言。以双手拇指螺纹面或双掌着力，稍用力附着在小儿所需治疗的穴位或部位的两旁，用腕部或前臂发力，自两旁向中间做相对方向的直线推动。本法又称合法或和法。

ER-4-3　**分推法**

ER-4-4　**合推法**

3. **动作要领**

（1）直推法：动作要持续轻快，频率多在每分钟 200 次。要求以直线带动，以皮肤不红为佳。

（2）旋推法：旋推轨迹多为圆形，动作轻快连续，犹如用拇指做摩法，仅在皮肤表面推动，不得带动皮下组织。

（3）分推法：两侧用力对称，轻快而不滞。

（4）合推法：推动方向相反，一定是直线，而不是弧线直推。

4. **注意事项**

（1）推拿时应注意不可使皮肤受损。一般推拿时需要辅以介质。

（2）根据小儿年龄、病情、穴位和推拿部位的需要，注意掌握推拿手法的方向、轻重、速率以达到补泻的治疗作用。

（3）推法是从摩法演变而来的推拿方法，但比摩法、运法为重，而较指揉法为轻，所以旋推法与指摩法极为相似，操作时需准确掌握运用。

5. **适用部位**

多用于头面部、四肢部、脊柱部、胸腹部、腕掌部及肩胛部等。

6. 临床举隅

(1)用直推法开天门、推坎宫、清天河水、推箕门。

(2)用旋推法补脾经、补肾经。

(3)用分推法、合推法来分阴阳、合阴阳。

二、拿法

1. 概念

"捏而提起谓之拿"。以单手或双手的拇指和食、中两指相对夹捏住某一部位或穴位处的肌筋,逐渐用力内收,并持续做揉捏动作,称拿法。

2. 操作手法

拿法可仅使用单手进行,也可同时运用双手进行。拇指与食、中两指的螺纹面的前三分之一处相对着力,稍微用力内收,夹持住某一部位或穴位处的肌筋,并进行一紧一松的,轻重交替持续不断的提捏动作。

ER-4-5 **拿法**

3. 动作要领

(1)沉肩、垂肘,朝后上方拿起。

(2)同时或交替拿起,快拿快放,节奏感强。

4. 注意事项

(1)操作中不能用指端与爪甲内扣。

(2)操作时不可突然用力或使用暴力,更不能拿住不放。

(3)拿后再采取揉摩之手法,以放松。

5. 适用部位

临床上可治疗外感头痛、颈强、四肢及肌肉酸痛,常作用于颈项、肩部和四肢穴位。

6. 临床举隅

拿法刺激较强,具有疏通活络、解表发汗、镇静止痛等作用。腹部拿法减肥助消化,提拿肚角,可起到镇痛良效。

三、按法

1. 概念

以拇指或中指指端或螺纹面,或掌根在选定的部位或穴位上逐渐用力向下按压,按而留之或一压一放地反复进行,称按法。分为指按法和掌按法。

2. 操作手法

(1)指按法:分为中指按法和拇指按法。

1)中指按法:中指指间关节,掌指关节略屈,稍微悬腕,用中指指端或螺纹面着力,吸定小儿治疗部位,垂直用力,向下按压。

2)拇指按法:拇指伸直,其余四指握空拳,食指中节桡侧轻贴拇指指间关节掌侧,起支持作用,以协同助力。用拇指螺纹面,吸定在小儿治疗穴位上,垂直用力,向下按压,持续一定的时间,按而留之,然后放松,再逐渐用力向下按压,如此反复。

(2)掌按法:腕关节背伸,五指放松垂直,用掌面或掌跟着力,或用双掌重叠按压,附着在小儿治疗部位,垂直用力,向下按压,按而留之。

ER-4-6　**中指按法**

ER-4-7　**拇指按法**

ER-4-8　**掌按法**

3. 动作要领

(1)接触面积比点大,多用指腹和掌根。

(2)着力部位要紧贴体表,不可移动。

(3)按压方向,垂直向下。

(4)力量由轻到重,按而留之。

4. 注意事项

(1)切忌用猛力,以免造成组织损伤。

(2)按法结束时,不宜突然撤力,应该逐渐减轻按压力量。

5. 适用部位

指按多用于点状穴位,掌按多用于胸腹部、腰背部、面状穴位。

6. 临床举隅

临床上配合揉法一起使用称为按揉法。按揉法具有通经活络、开通闭塞、祛寒(活血)止痛的功效。按之则热气至,按肾俞、小腹以聚元气、散寒气,按脘腹以治腹痛。

四、摩法

1. 概念

用掌面或食、中、无名指指面放于选定的部位或穴位上,做顺时针或逆时针方向旋转抚摩运动(环形移动摩擦),不带动皮下组织,称摩法。该法用力较推法轻,较运法重。分为掌摩法和指摩法。

2. 操作手法

(1)指摩法:食、中、无名小指并拢,指掌关节自然伸直,腕部微悬屈,以指面着力,附着在小儿体表一定的部位,前臂主动运动,以腕关节为中心,连同掌、指做顺时针或逆时针方向的环形摩动。

(2)掌摩法:指掌自然伸直,腕关节微背伸,用掌面着力,附着在小儿治疗部位,腕关节放松,前臂主动运动,以腕关节为中心连同着力部分做顺时针或逆时针方向的环形摩动。

ER-4-9　指摩法

ER-4-10　掌摩法

3. 动作要领

(1)前臂要主动运动,通过放松的腕关节使着力部分形成摩动。

(2)动作要和缓协调,用力轻柔、均匀,频率每分钟 120 ~ 160 次。

4. 注意事项

(1)肩、肘、腕均要放松。

(2)力度要轻,不带动深层组织运动,古人称为"皮动肉不动"。

5. 适用部位

常用于胸腹部、胁肋部的面状穴。如摩腹,对治疗胃肠疾患最为有效。

6. 临床举隅

摩囟门、摩中脘、摩关元、摩神阙等为温补,用于体虚。摩中脘、摩腹能消食化积。

五、揉法

1. 概念

用拇指、食指、中指指端,或掌根、大鱼际吸定于某部位或穴位,往一个方向做旋转揉动,并带动该处的皮下组织一起揉动,称揉法。

2. 操作手法

(1)指揉法:以拇指或中指的指面或指端,吸定治疗部位,做轻柔和缓的、小幅度、顺时针或逆时针方向的环揉动作,使得该处的皮下组织一起揉动。

(2)鱼际揉法:以大鱼际着力施术部位,稍微用力下压,腕部放松,以肘部为支点,前臂主动运动,通过腕关节带动着力部位在治疗部位做轻柔和缓、小幅度、顺时针或逆时针方向的环揉动作,使得该处的皮下组织一起揉动。

(3)掌根揉法:以掌根部分着力,吸定治疗部位,稍微用力下压,腕部放松,以肘部为支点,前臂主动运动,带动腕部做轻柔和缓的、小幅度、顺时针或逆时针方向的环揉动作,使得该处的皮下组织一起揉动。

ER-4-11　**指揉法**

ER-4-12　**鱼际揉法**

ER-4-13　**掌根揉法**

3. 动作要领

（1）揉法操作时需要较为用力，要带动皮下组织，频率、压力要均匀，频率为每分钟 160 ～ 200 次。

（2）腕部放松，紧贴体表，带动皮下肌肉组织，古人称为"肉动皮不动"，但动作宜轻柔。

4. 注意事项

（1）着力部分不能与小儿皮肤发生摩擦运动，也不能用力下压。

（2）揉法和摩法是有区别的，揉法着力相对较重，吸定操作部位而不动，带动该处的皮下组织运动；摩法着力相对较轻，不吸定操作部位，在体表做抚摩，不带动皮下运动。

5. 适用部位

揉法适用于身体各部分。

6. 临床举隅

掌揉腹部，治疗小儿腹痛、腹胀、食积、便秘等。

六、捏法

1. 概念

捏法有两种操作方式。用拇指桡侧缘顶住皮肤，食指、中指前按，三指同时用力提拿皮肤，双手交替捻动向前；或是采用食指屈曲，用食指中节桡侧顶住皮肤，拇指前按，两指同时用力捏拿皮肤，双手交替捻动向前。于小儿而言，特指捏脊疗法。

2. 操作手法

(1)拇指在前捏脊法:小儿取俯卧位,暴露被捏部位术者双手呈半握拳状,拳心相对,拳眼向上,食指半屈曲,用其中节桡侧缘及背侧着力,吸定并顶住小儿龟尾穴的肌肤,拇指端前按,拇、食两指同时用力将该处的皮肤夹持住并稍提起,然后双手交替用力,自下而上,一紧一松,挤压向前移动至大椎处。

(2)拇指在后捏脊法:小儿取俯卧位,暴露被捏部位,术者双手呈半握拳状,拳心相对,拳眼向上,用拇指指面的桡侧着力,吸定并顶住小儿龟尾旁的肌肤,食指、中指的指面前按,拇指、食指、中指同时用力将该处皮肤夹持住并稍提起,然后双手交替用力,自下而上,一紧一松,挤压向前移动至大椎处。

ER-4-14　**拇指在前捏脊法**　　　　ER-4-15　**拇指在后捏脊法**

3. 动作要领

(1)肩、肘关节要放松,腕指关节的活动要灵活、协调。

(2)操作要有节律性和连贯性。

(3)时间的长短和手法强度的轻重及挤捏面积的大小要适中,用力要均匀。

4. 注意事项

(1)操作时提起皮肤的多少、次数及用力大小要适宜,且不可拧转。

(2)直线前进,不可歪斜。

(3)慢工奏效,不可急于求成。

(4)捏拿皮肤应该适中,多不容易前进,少容易滑脱。

(5)提拿用力应该适中,捏得太紧不容易向前捻动推进,太松不易提起皮肤。

5. 适用部位

脊背部位。

6. 临床举隅

捏脊法常用于治疗小儿消化系统的疾病,如腹泻、呕吐、厌食、夜啼等。

七、运法

1. 概念

用拇指指面或食指指面或示、中、无名三指指面在穴位上做由此及彼的弧形或环形移动,称运法。

2. 操作手法

以一手托握小儿手臂,使得被操作部位或穴位平坦向上,另一手以拇指或食指、中指的螺纹面着力,轻附着在治疗部位或穴位上,做由此穴向彼穴的弧形运动,或在穴周做周而复始的环形运动。运法是推法的一种变相运用,仅作用于皮肤肌表,不带动深层肌肉组织,较旋推法力度轻、幅度大,频率为每分钟 60 ~ 120 次为宜。

ER-4-16　运法

3. 动作要领

(1)着力部位要贴近体表。

(2)用力宜轻不宜重,操作宜缓不宜急。

(3)弧形运作可始终沿一个方向,也可以来回运作。

4. 注意事项

操作时可以配合使用润滑剂作为介质,以保护小儿皮肤。

5. 适用部位

多用于弧线形穴位或圆形面状穴位。

6. 临床举隅

运土入水、运水入土、运中脘、运太阳、运八卦、运腹等。

八、掐法

1. 概念

用拇指指端或指甲垂直用力,切掐小儿穴位或部位,称掐法。

2. 操作手法

术者手握空拳,拇指伸直,指腹紧贴在食指中节桡侧缘,以拇指指甲着力,吸定在小儿治疗部位,逐渐用力进行切掐。

ER-4-17　**掐法**

3. 动作要领

(1)快进快出。

(2)垂直用力。

4. 注意事项

(1)掐法属于较强的刺激手法之一,临床运用中要注意不要掐破皮肤。

(2)本法属于强刺激手法,不宜反复长时间使用,掐后可以采用揉法,以缓和刺激。

5. 适用部位

头面部和手足部穴位。

6. 临床举隅

掐法具有定惊安神,开窍醒神的作用,用于救治小儿急性惊证等。掐人中、掐合谷以救急醒神。

九、搓法

1. 概念

医者用双手掌面夹住一定部位,相对用力做反方向的来回快速搓揉,同时做上下往返移动,称搓法。

2. 操作手法

小儿取坐位,以双手的指掌面着力,附着在肢体的两侧,相对用力夹持住小儿肢体做方向相反的来回快速搓揉,并在原部位或做上下往返移动。

ER-4-18　**搓法**

3. 动作要领

(1)术者肩、肘、腕关节要放松,双手着力部位要对称。

(2)用力要对称均匀,柔和而适中。

(3)搓动时要快,移动要慢,动作要灵活而连续。

4. 注意事项

切忌用生硬粗暴蛮力,以免搓伤皮肤与筋脉。

5. 适用部位

搓法适用于四肢及胁肋部。

6. 临床举隅

运用于柱状部位,如上肢、下肢,胸廓和胸胁等,用于四肢调和气血,舒筋活络,用于胸廓和胁肋可顺气、化积、化痰、消癖、散结。

十、摇法

1. 概念

用左手托扶关节近端,右手握住关节远端,使关节做被动的环转活动,称摇法。

2. 操作手法

以一手托握小儿需要摇动的关节近端肢体,用另一手握住小儿需要摇动的关节的远端肢体,做缓和的顺时针或逆时针方向的环形旋转动作。

3. 动作要领

ER-4-19　摇法

(1)摇法动作要缓和,用力要稳,摇动的方向和幅度须由小到大徐徐渐进。

(2)动作宜缓不宜急,宜轻不宜重,用力要稳。

4. 注意事项

(1)力量由轻到重,不宜使用暴力。

(2)摇动的速度不可过快。

(3)摇动的方向和幅度要在生理范围内。

5. 适用部位

摇法适用于四肢关节及颈项、腰部等,具有滑利关节、增强关节活动功能的作用。

6. 临床举隅

关节的摇动适应于伤筋及各种关节功能活动障碍,如臂丛神经损伤、脑性瘫痪、五迟、五软、五硬等。

十一、捣法

1. 概念

以中指指端,或食、中指屈曲的指间关节着力,做有节奏的叩击穴位的方法,称捣法。

2. 操作手法

小儿取坐位,以一手握持住小儿食指、中指、无名指、小指四指,使得手掌向上,用另一手的中指指端,或食指、中指屈曲后的第一指间关节突起部着力,其他手指屈曲相握,以腕关节做主动屈伸运动来发力,有节奏地叩击穴位5～20次。

ER-4-20 **捣法**

3. 动作要领

(1)前臂为动力源,腕关节放松。

(2)捣击时取穴要准确,发力要稳,且要有弹性。

(3)瞬间作用,快落快起,节奏感强。

4. 注意事项

(1)不要用暴力。

(2)指甲要修剪圆钝、平整,以免损伤小儿肌肤。

5. 适用部位

用于点状穴区,特别是四肢关节处穴位。

6. 临床举隅

常用于小天心、承浆等以安神宁志。

十二、滚法

1. 概念

医者用小指掌指关节背侧附着于部位或穴位上,做腕关节屈伸和前臂外旋的复合运动,称滚法。

2. 操作手法

医者小指掌指关节背侧附着在一定部位,以肘部为支点,前臂做主动摆动,带动腕关节做伸屈和前臂旋转的复合运动。伸屈腕关节以第2到第4掌指关节背侧为轴完成,前臂的旋转以手背的尺侧为轴完成。

ER-4-21 **滚法**

3. 动作要领

(1)肩、臂放松,肘关节微屈约120°。

(2)手法吸定的部位要紧贴体表。

(3)压力、频率、摆动幅度要均匀,动作要协调有节律。

4. 注意事项

(1)用力不宜过大,以免损伤医者手腕。

(2)手法吸定的部位不能拖动、辗动或跳动。

5. 适用部位

滚法多用于项背、腰臀、四肢等肌肉较丰厚的部位。

6. 临床举隅

对于肢体疼痛、麻木不仁或肢体关节瘫痪、运动功能障碍的疾患适用,具有舒筋活络、调和气血、滑利关节等作用。

十三、擦法

1. 概念

用拇指指腹或手掌或鱼际等部在治疗部位上,紧贴皮肤做往返摩擦,使治疗部位发热而达到治疗目的的一种方法。

2. 操作手法

以拇指或食指、中指、无名指的指面、手掌面、大鱼际、小鱼际部分着力,附贴在小儿体表一定的经络,或特定穴,或治疗部位的皮肤上,稍用力下压,肩、肘关节放松,腕关节伸直,以肩关节为支点,上臂前后摆动,肘关节做屈伸运动,带动前臂使着力部分在小儿体表做上下或左右方向的直线往返摩擦运动,使之产生一定的热量。

ER-4-22　**擦法**

3. 动作要领

(1)施手法时治疗部位要暴露,并涂抹爽身粉等,既可防止擦破皮肤,又可增高局部皮温。

(2)直线往返运动,局部透热为度,可以配合使用按摩油。

(3)擦法使用后一般不要在该部再用其他手法,以免使皮肤破损。所以擦法治疗放在最后操作。

4. 注意事项

(1)不可以擦破皮肤。

(2)操作时不可以屏气。

(3)擦后所擦部位不可以再使用其他手法。

(4)向掌下的压力不宜过大,但推动的幅度要大。

5. 适用部位

掌擦法多用于肩背、胸胁部;大鱼际擦法多用于四肢、肩胛骨上部;指擦法多用于头面、四肢穴位等。

6. 临床举隅

擦督脉、擦任脉。

十四、刮法

1. 概念

用手指或器具的光滑边缘蘸液体润滑剂后直接在小儿一定部位的皮肤上做单方向的直线快速刮动,称为刮法。又名取痧法。

2. 操作手法

小儿取坐位或卧位,以拇指桡侧缘或食、中指两螺纹面,或食指第二指节背侧尺侧缘着力,或手握汤匙等器具,用其光滑的边缘着力,蘸清水、麻油、药水等液体润滑剂后,直接在小儿一定部位或穴位的皮肤上,适当用力做由上往下或由内向外的直线、单方向的快速刮动。

ER-4-23 刮法

3. 动作要领

(1)着力部分紧贴皮肤,压力要轻重适宜,宜使用介质。

(2)动作要轻快,用力要均匀。

4. 注意事项

(1)施手法时着力部分要紧贴皮肤,压力要轻重适宜,宜使用介质。

(2)操作时节奏要轻快,以皮肤出现紫红色瘀斑为度。

(3)较小儿童应做间接刮法。

(4)不可用力过度。

5. 适用部位

主要适用于眉心、颈项、胸背、肘膝凹侧等部位。

6. 临床举隅

适用于痧症,症见身热不扬,汗出不畅,心慌,头昏,脘腹痞满,转筋吐泻,甚至昏厥等。刮眉心、刮颈项、刮膀胱经。

十五、捻法

1. 概念

以拇、食指螺纹面捏住一定部位,做相对用力往返捻动,称为捻法。

2. 操作手法

小儿取坐位,以拇指与食指螺纹面或拇指螺纹面与食指中节的桡侧缘相对着力,夹捏住小儿需要治疗的部位,稍用力做对称性的往返快速捻动,并可做上下往返移动。

ER-4-24 捻法

3. 动作要领

(1)操作时着力要对称,捻动时要灵活、快速,状如捻线,移动时要有连贯性。

（2）用力要均匀、柔和，上下、左右移动要慢，要有连贯性。

4. 注意事项

（1）捻动手法不可呆滞，也不可浮动。

（2）着力部位的皮肤与小儿被捻动部位的皮肤不发生摩擦运动，但皮下组织有往返捻动感。

5. 适用部位

适用于手指、足趾小关节部与浅表肌肉、皮肤筋结处。

6. 临床举隅

捻手指、捻脚趾。

十六、拍法

1. 概念

以虚掌拍打小儿体表的一定部位，称为拍打法。

2. 操作手法

小儿取坐位或卧位，术者右手五指自然并拢，掌指关节微屈，腕关节放松，前臂主动运动用虚掌平稳有节奏地拍打小儿治疗部位的体表。

ER-4-25　**拍法**

3. 动作要领

（1）操作时肩肘放松，掌心空虚，手腕灵活，以臂带腕，以腕带掌。

（2）用力平稳、轻巧有弹性。虚掌蓄力拍打次数以小儿皮肤出现微红充血为度。

4. 注意事项

不可抽打皮肤。

5. 适用部位

小儿肩背和下肢。

6. 临床举隅

拍背，一般作为最后放松类手法。

十七、点法

1. 概念

以指端、指骨间关节突起部或肘尖垂直按压的手法,称为点法。由按法演化而来,包括指点法和肘点法。

2. 操作手法

(1)指点法:分为指端点法和指节点法两种。

1)指端点法:用拇指或中指着力于受术部位,逐渐垂直用力向下按压。

2)指节点法:又称屈指点法。手握空拳,前臂略旋前,以屈曲的食指近侧指间关节着力,垂直用力平稳下压。

(2)肘点法:术者用一手屈肘握拳,拳心向胸,以肘尖部着力于受术者体表,另一手屈肘,以掌按住下面的拳面,上身前倾,以肩及躯干发力,垂直用力平稳下压。

ER-4-26　指端点法

ER-4-27　指节点法

ER-4-28　肘点法

3. 动作要领

(1)用力方向是垂直向下的。

(2)用力由轻及重,由浅入深,再由深入浅,平稳持续。

4. 注意事项

(1)指点法操作时腕关节保持紧张,有利于力量的传导,也能避免腕关节损伤。

(2)拇指做指端点法时,食指桡侧缘需要抵住拇指螺纹面,避免拇指损伤。

(3)中指点击力量较大,应该提前跟患者沟通。

(4)肘点法力量大,应该酌情使用。

5. 适用部位

适用于全身各部腧穴或压痛点。

6. 临床举隅

治疗脘腹挛痛,具有开通闭塞,通络止痛,调节脏腑的功效。

十八、振法

1. 概念

以高频率振颤肢体或穴位的方法称为振法。有指振法和掌振法。

2. 操作手法

(1)掌振法:受术者取坐位或卧位,术者站立,沉肩,垂肘,放松前臂,五指自然伸直,以手掌根及五指指腹为着力点,将手掌面轻放于受术部位,意念集中于掌心,主要靠前臂肌肉做静止性收缩,发出快速强烈的振颤,使得振颤波通过掌心垂直作用于受术部位。

(2)指振法:受术者取坐位或卧位。术者以中指端轻轻抵住受术部位,食指和无名指屈曲并夹住中指,意念集中于指端,前臂和手部的肌肉做静止性收缩,手臂发出强烈而快速的振颤,使振颤波沿着手指的轴线方向垂直作用于受术部位。

ER-4-29　**掌振法**

ER-4-30　**指振法**

3. 动作要领

(1)振法频率很高,一般高于每分钟 300 次。

(2)指或掌吸定于某一部位或穴位,前臂强直性收缩,细微震颤。要求蓄力于掌或指,形神合一。

（3）振法的振动波要垂直作用于体表。

（4）振动要持续，最好达到 3 分钟以上。

4. 注意事项

（1）振动时手掌或手指置于受术体表，不要用力按压。

（2）意念集中，呼吸自然匀称，不可屏气。

5. 适用部位

多用于腹部、背部腰骶部。

6. 临床举隅

频率很高，有消散之功。于肢体可以通经活络，镇痛消炎。于脘腹能够消积导滞，消癖散结；于小腹和腰骶可以导引元气，以温补见长。

第三节

复式手法

复式手法是小儿推拿疗法中独特的操作方法,是指具有特定手势、步骤、名称和特定主治功用的一类手法,是用一种或几种手法在一个或几个穴位或部位上按一定顺序进行的特殊的推拿方法。《窍穴图说推拿指南》称复式手法为"大手术",《小儿推拿疗法新编》称之为"复合手法"。复式手法在小儿推拿疗法中有较高的应用价值和良好的治疗效果。

一、黄蜂入洞

1. 操作方法

小儿仰卧位。以一手轻抚小儿头部,使小儿头部相对固定,另一手食指、中指指端着力,紧贴在小儿两鼻孔下缘处,以腕关节为主动,带动着力部分做反复、不间断的揉动50～100次。本法操作用力要均匀、持续、轻柔和缓。

ER-4-31　黄蜂入洞

2. 功效主治

黄蜂入洞具有发汗解表,宣肺通窍的功效。

3. 临床应用

用于治疗外感风寒,恶寒发热,无汗,头项疼痛,急、慢性鼻炎,鼻塞流涕,呼吸不畅等病症。

二、双凤展翅

双凤展翅也叫凤凰展翅。

1. 操作方法

小儿仰卧位。医生用双手食、中指夹小儿两耳,并向上提数次后,再用一

手或两手拇指端按、掐眉心、太阳、听会、人中诸穴,每穴
按、掐各 3 ~ 5 次,提 3 ~ 5 次。

2. 功效主治

双凤展翅具有祛风寒、温肺经,止咳化痰的功效。

3. 临床应用

用于外感风寒,咳嗽多痰等。

ER-4-32　**双凤展翅**

三、揉耳摇头

揉耳摇头也叫捧耳摇头。

1. 操作方法

小儿仰卧位。以双手拇、食两指螺纹面着力,分别相
对捻揉小儿两耳垂后,再用双手捧患儿头部,将小儿头颈
左右轻摇。揉耳垂 20 ~ 30 次,摇儿头 10 ~ 20 次。双手
用力要对称,捻、揉、摇三法结合运用,用力要均匀。

2. 功效主治

揉耳摇头具有开关镇惊,调和气血的功效。

3. 临床应用

用于治疗小儿惊风。

ER-4-33　**揉耳摇头**

四、开璇玑

1. 操作方法

小儿仰卧位。医生先用两手拇指自小儿璇玑沿胸肋
分推,并自上而下分推至季肋,再从胸骨下端之鸠尾处向
下直推至脐部,再由脐部向左右推摩小儿腹部,并从脐部
向下直推至小腹部,最后再做推上七节骨。上述各法各操
作 50 ~ 100 次。

2. 功效主治

开璇玑具有宣通气机,消食化痰的功效。

ER-4-34　**开璇玑**

3. 临床应用

用于治疗痰闭胸闷,咳喘气促,食积腹胀、腹痛、呕吐、泄泻等病症。

五、按弦走搓摩

1. 操作方法

小儿取坐位,或家长将小儿抱坐怀中。小儿两手自然下垂,较大的小儿最好令其双手交叉搭在肩上,术者用两手掌面着力,轻贴在小儿两侧胁肋部,呈对称性搓摩,并且自上而下搓摩至肚角处,50 ~ 500 次。

ER-4-35　**按弦走搓摩**

2. 功效主治

按弦走搓摩可理气化痰,健脾消食。

3. 临床应用

用于治疗痰积,咳嗽气喘,胸胁不畅,腹痛,腹胀,饮食积滞,肝脾大等病症。

六、揉脐及龟尾并擦七节骨法

1. 操作方法

小儿取仰卧位,术者坐其身旁,用一手中指或食、中、无名三指螺纹面着力揉脐;小儿俯卧位,术者再用中指或拇指螺纹面揉龟尾;最后再用拇指螺纹面自龟尾向上推至命门(为补),或自命门向下推至龟尾(为泻)。操作 100 ~ 300 次。

ER-4-36　**揉脐及龟尾并擦七节骨**

2. 功效主治

揉脐及龟尾并擦七节骨法可通调任督,调理肠腑,止泻导滞。

3. 临床应用

用于治疗泄泻、痢疾、便秘等。

七、二龙戏珠

1. 操作方法

小儿取坐位或由家长抱坐怀中,术者坐其身旁,用一手拿捏小儿食指、无名指指端,用另一手按捏小儿阴池、阳池两穴,并由此边按捏边缓缓向上移动至曲池,如此5遍。寒证重按阳穴,热证重按阴穴。最后一手拿捏阴阳两穴5～6次,另一手拿捏小儿食指、无名指的指端各摇动20～40次。

ER-4-37　二龙戏珠

2. 功效主治

二龙戏珠可调理阴阳,温和表里,通阳散寒,清热镇惊。

3. 临床应用

用于治疗寒热不和,四肢抽搐,惊厥等病症。

八、苍龙摆尾

1. 操作方法

小儿取仰卧位或坐位。术者坐其身前一侧,一手拿住小儿食指、中指、无名指三指,另一手自小儿总筋向上搓揉至肘部,又向下搓揉回到腕部,来回3～4次,后手托于肘尖,前手拿小儿三指摇动,如摆尾状,摇动20～30次。

ER-4-38　苍龙摆尾

2. 功效主治

苍龙摆尾可开胸顺气,退热通便。

3. 临床应用

用于治疗胸闷发热,躁动不安,大便秘结等病症。

九、双龙摆尾

1. 操作方法

一手托小儿肘,一手拿捏食指与小指,拔伸数下,并左右摇动,似双龙摆尾之状,1分钟。

ER-4-39　双龙摆尾

2. 功效主治

双龙摆尾可行气,开通闭结。

3. 临床应用

用于小儿大、小便闭结。

十、赤凤摇头

1. 操作方法

小儿取坐位或仰卧位。术者坐其身前一侧,用一手捏小儿肘部,另一手依次拿小儿五指摇动,然后摇肘。

2. 功效主治

赤凤摇头可通关顺气,补血宁心,定喘。

3. 临床应用

用于治疗上肢麻木,惊证,心悸,喘息短气等病症。

ER-4-40　**赤凤摇头**

十一、猿猴摘果

1. 操作方法

小儿取坐位或仰卧位。术者坐其身前一侧,用两手拇指、食指捏拿小儿两耳尖,向上提 10 ~ 20 次,再扯两耳垂,往下拉 10 ~ 20 次。

2. 功效主治

猿猴摘果可健脾胃,化痰食。

3. 临床应用

用于治疗食积、寒痰、疟疾、寒热往来等病症。

ER-4-41　**猿猴摘果**

十二、水底捞月

1. 操作方法

小儿取坐位或仰卧位。术者坐其身前一侧,用一手握捏小儿四指,将掌面向上,用冷水滴入小儿掌心,用另一手

ER-4-42　**水底捞月**

拇指螺纹面着力,紧贴小儿掌心并做旋推法,边推边用口对着掌心吹凉气,反复操作 3 ~ 5 分钟。

2. 功效主治

水底捞月大凉,有清心、退热、泻火的功效。

3. 临床应用

治疗一切高热神昏,热入营血,烦躁不安,便秘等实热病症。

十三、打马过天河

1. 操作方法

小儿取坐位或仰卧位。术者坐其身前一侧,用一手拿住小儿四指,使掌面与前臂掌侧向上,用另一手的中指指面运内劳宫后,再用食指、中指、无名指三指由总筋起沿天河水打至洪池,或用食指、中指沿天河水弹击至肘弯处,弹击 20 ~ 30 遍。

ER-4-43　**打马过天河**

2. 功效主治

打马过天河可清热通络,行气活血。

3. 临床应用

用于治疗高热烦躁,神昏谵语,上肢麻木抽搐等实热病症。

十四、天门入虎口

1. 操作方法

小儿取坐位或仰卧位。术者坐其身前一侧,用一手捏住小儿四指,使食指桡侧向上,另一手拇指螺纹面的桡侧着力,蘸葱姜水自食指尖的桡侧命关处直推向虎口处,然后再用大指端掐揉虎口数十次。

ER-4-44　**天门入虎口**

2. 功效主治

天门入虎口可健脾消食,理气生血。

3. 临床应用

用于治疗脾胃虚弱,气血不和之腹胀、腹泻、食积等病症。

十五、运土入水

1. 操作方法

小儿取坐位或仰卧位。术者坐其身前一侧,用一手捏住小儿四指,使得掌面向上,另一手大指外侧缘着力,自小儿脾土推起,沿手掌边缘,经小天心、掌小横纹,推运至小指端肾水止。单方向反复推运 100 ~ 300 次。

ER-4-45 运土入水

2. 功效主治

运土入水可滋补肾水,清脾胃湿热,利尿止泻。

3. 临床应用

用于治疗小便赤涩,频数,小腹胀满,泄泻痢疾等病症。

十六、运水入土

1. 操作方法

小儿取坐位或仰卧位。术者坐其身前一侧,用一手捏住小儿四指,使得掌面向上,另一手大指外侧缘着力,自患儿肾水起,沿手掌边缘,经掌小横纹、小天心,推运至拇指脾土止。单方向反复推运 100 ~ 300 次。

ER-4-46 运水入土

2. 功效主治

运水入土可健运脾胃,润燥通便。

3. 临床应用

用于治疗脾胃虚弱的消化不良,食欲不振,便秘,腹胀,泻痢,疳积等病症。

十七、飞经走气

1. 操作方法

遍运五经穴 1 ~ 3 遍,一手握小儿四指不动,一手食指、中指、无名指、小指从曲池起,轮流弹跳至总筋,如此反复 9 次;左手拇指、食指卡于阴池、阳池,右手握儿四指屈伸约 20 次。

2. 功效主治

飞经走气可行气,通窍,化痰。

3. 临床应用

用于治疗肺热、气逆、咳喘、痰鸣等病症。

ER-4-47　飞经走气

十八、飞金走气

1. 操作方法

一手握小儿手背,掌心朝上,滴凉水于内劳宫处,另一手中指引水上天河水,并吹气使水上行至洪池,3 ~ 9 遍。

2. 功效主治

飞金走气可清热泻火,利咽消胀。

3. 临床应用

用于治疗急性失音,脘腹胀满等病症。

ER-4-48　飞金走气

十九、孤雁游飞

1. 操作方法

一手握小儿手腕,另一手拇指从小儿拇指桡侧起向上推进,经拇指桡侧、三关、肘横纹、六腑、天门、内劳宫,复止于拇指根,共 1 分钟。

2. 功效主治

孤雁游飞可调和气血。

3. 临床应用

用于治疗小儿黄肿,虚胀等病症。

ER-4-49　孤雁游飞

二十、调五经（脏）

1. 操作方法

一手拇指与中指相对,捏住小儿的小天心和一窝风,另一手拇指与食指相对从小儿拇指起,依次捻揉拇指、食指、中指、无名指和小指螺纹面,捻 3 ~ 5 次,拔伸 1 次;后从拇指至小指逐指轻快掐十宣 3 ~ 5 次。

ER-4-50　调五经

2. 功效主治

本法可清热醒神,调和五脏。

3. 临床应用

用于治疗汗证、外感病证、夜啼等病症。

二十一、抱肚法

1. 操作方法

抱小儿同向坐于大腿上。两手从腋下插入,置于胸前,两手掌重叠,掌心向后,两手向后尽力挤压,同时配合挺胸、挺腹。从胸腔逐渐向下至盆腔为 1 遍,操作 5 ~ 10 次。

ER-4-51　抱肚法

2. 功效主治

抱肚法可通调三焦,宣肺排浊,降气通便。

3. 临床应用

用于治疗咳嗽、痰鸣、胸闷、腹胀、便秘、反复感冒等病症。

二十二、肃肺法

1. 操作方法

抱小儿侧向坐于大腿,双掌一前一后夹持前胸与后背,从上自下,依次推抹、搓揉 5 ~ 8 遍,振拍 3 ~ 5 遍。

ER-4-52　肃肺法

2. 功效主治

肃肺法可降逆肃肺,化痰止咳。

3. 临床应用

用于治疗咳嗽、哮喘、咽喉不利等病症。

二十三、温熨元阳

1. 操作方法

抱小儿侧向坐于大腿,双手掌一前一后置于其小腹与腰骶,分别搓揉 1 ～ 3 分钟,震颤 5 ～ 8 次,叩击腰骶(一手掌扶于小腹,另一手拳眼轻轻叩击腰骶部)20 ～ 30 秒,最后两手掌来回搓擦小腹与腰骶,至发热。

ER-4-53　温熨元阳

2. 功效主治

温熨元阳可温阳固本,健脑益智,助儿成长。

3. 临床应用

用于治疗遗尿、久泄、脱肛、小便频数,以及五迟五软,脑瘫,反复感染,久咳久喘等病症。

二十四、开门见山

开门见山也叫头面四大手法。

1. 操作方法

以两拇指交替从小儿眉心直推向前发际;继而从印堂向两侧分推;顺势揉或运太阳;最后掐揉耳后高骨。

ER-4-54　开门见山

2. 功效主治

开门见山可调和阴阳、祛风解表、镇惊通窍。

3. 临床应用

用于治疗热证、外感表证等病症。

二十五、按揉法

1. 操作方法

将按法和揉法有机结合应用的手法。以拇指或中指螺纹面、掌根部着力于小儿体表施术部位或穴位上,指或前臂主动施力进行节律性按揉。

2. 功效主治

按揉法可缓急止痛,疏通经络。

ER-4-55　**按揉法**

3. 临床应用

适用于全身各个部位或穴位的调理气血。

二十六、揉捏法

1. 操作方法

将揉法和捏法的动作结合运用。术者拇指外展,其余四指并拢,将手掌平放紧贴于治疗部位,拇指与其余四指顺势贴合治疗部位的两旁或肢体的两侧,然后前臂与腕关节做主动摆动。带动拇指与掌根部做揉的动作,其余四指做捏的动作,从而形成节律性的揉捏,边揉边捏边缓慢做上下往返螺旋形移动。

ER-4-56　**揉捏法**

2. 功效主治

揉捏法可调和气血,舒筋活络。

3. 临床应用

适用于颈项、肩背、四肢部等。

二十七、捏挤法

1. 操作方法

以双手拇指、食指对称置于穴位四周,同时用力向穴位中央推挤。

2. 功效主治

捏挤法可清热醒神。

ER-4-57　**捏挤法**

3. 临床应用

用于治疗小儿发热、中暑、神昏、感冒、食积、痰浊、流涎、肥胖等病症。

二十八、点按法

1. 操作方法

点按法是由按法和点法相结合的一种挤压类手法,结合了二者的特点。可以采用指和掌。

2. 功效主治

点按法可疏通经络,缓解止痛。

ER-4-58　**点按法**

3. 临床应用

适用于点法及按法的患者。

二十九、总收法

1. 操作方法

小儿取坐位。术者坐其身前一侧,用一手食指或中指螺纹面着力,先掐后按揉小儿肩井;用另一手拇指、食指、中指三指捏住小儿食指和无名指,屈伸小儿上肢并摇动其上肢 20 ～ 30 次。

ER-4-59　**总收法**

2. 功效主治

总收法可通行一身气血,提神。

3. 临床应用

用于久病体虚,内伤外感诸症。推拿操作结束之前可以采用本法收尾。

第四节

常用套路

一、小儿捏脊套路

(一)治疗功效

提振阳气,疏通经络。

(二)适应人群

常见呼吸道疾病、消化道疾病患儿均可以用,正常小儿亦可用来保健,促进生长发育。

(三)套路操作

1. 推脾经 2 分钟。

2. 揉板门 2 分钟。

3. 按内劳宫 2 分钟。

4. 掐揉四横纹 2 分钟。

5. 顺时针摩腹 3 分钟,逆时间摩腹 3 分钟。

6. 点按天枢、中脘、下脘 3 分钟。

7. 捏脊 6 ~ 9 遍。

8. 拍督脉、膀胱经 3 ~ 6 遍。

(四)治疗疗程

每日 1 次,15 天为 1 个疗程。

（五）临证心悟

对呼吸系统疾病、消化系统疾病均有辅助治疗作用，尤其对于消化系统疾病，具有良好的效果，可以作为日常保健的推拿方法。家长可以作为亲子活动的项目在家持续做。

二、小儿斜颈套路

（一）治疗功效

活血化瘀，消肿散结。

（二）适应人群

先天性斜颈患儿。

（三）套路操作

1. 第一阶段——适应性治疗

（1）治疗目的：充分沟通、完全适应、活血化瘀。

（2）治疗手法：揉法。

（3）治疗方法：按揉硬性胸锁乳突肌起点至终点。患儿仰卧，充分暴露患侧颈部，用滑石粉为介质。医生用食指、中指和无名指对患侧胸锁乳突肌起点至止点反复按揉，重点在挛缩的包块，使患儿肌肉放松。再对其面部进行按揉，重点按揉患儿颊车、地仓、迎香、睛明、四白、巨髎等穴位。

（4）治疗时间：15分钟。

2. 第二阶段——综合性治疗

（1）治疗目的：充分沟通、良好适应，活血化瘀。

（2）治疗手法：个体化的综合性手法。

（3）治疗方法

1）按揉法：患儿取仰卧位，医生坐于患儿头顶侧，使患儿头面部转向健侧，充分暴露患侧胸锁乳突肌。医生用食、中、无名指揉患侧胸锁乳突肌,重点在肿块、条索状处操作。

2)点摩法:医生先用中指指腹点患侧翳风、缺盆、扶突,再用食、中、无名指指腹并拢在患侧颜面及颈部做顺时针方向摩动,以肿块处为操作重点。

3)拿捏法:医生用拇指指腹捏拿患侧胸锁乳突肌,配合弹拨法往返操作。

4)弹拨法:用拇、食指拿捏胸锁乳突肌起点至止点处,手法应轻柔,不可用蛮力,再重点弹拨挛缩的包块。

5)牵拉法

小牵拉法:医生一手扶住患侧肩部,另一手扶住患儿头顶,使患儿头部渐渐向健侧肩部倾斜牵拉,幅度由小渐大,操作 10 ~ 20 次。

大牵拉法:患儿取仰卧位,双肩固定,头颈部悬空。医生双手四指置于患儿枕部,两拇指置于其下颌部以固定,做拔伸牵拉治疗。力度不宜过大,使患儿颈部保持轻度牵拉状态。牵拉时间为每次 5 ~ 10 秒,共进行 15 次,每次间隔 10 秒;1 天重复 1 ~ 2 次。

6)旋转法:嘱家长固定患儿双肩,医生托住患者头向患侧肩部旋转 10 ~ 20 次。

7)最后医生用拇指按揉法(或擦法)放松胸锁乳突肌和患侧颈肩部肌群,结束治疗。

(4)治疗时间:15 分钟。

3. 第三阶段——评估性治疗

(1)治疗目的:获得初步疗效,评估手法,在此基础上遴选适合个性化的手法,教会家长。

(2)治疗手法:个体化的精确性手法。

(3)治疗方法:具体方法从第二阶段遴选。

(4)治疗时间:15 分钟。

(四)治疗疗程

3 个阶段,第一个阶段 1 个月,第二个阶段 3 个月,第三个阶段 2 个月,共约 6 个月。

(五)临证心悟

先天性斜颈是小儿推拿的优势病种。推拿对本病具有确切的疗效。本套方案是根据多年临床经验摸索出来的,具有良好的疗效,依从性亦良好。

三、婴儿抚触套路

(一)治疗功效

畅通气血,梳理经络,增加适应能力。

(二)适应人群

新生儿及 3 个月以内的婴儿。

(三)套路操作

1. **头面部** 用拇指推揉眉头、眼窝、人中、下巴 2 分钟。

2. **胸部** 推磨胸前 2 分钟。

3. **腹部** 点揉 3 分钟。

4. **四肢** 梳理四肢,双举婴儿上肢,轻轻搔其腋窝,轻轻抚摸婴儿脚掌,共 3 分钟。

5. **背部** 轻扫和按揉婴儿背部;以食指、中指、无名指,从颈部至尾骨轻按每一间隙,共 3 分钟。

(四)治疗疗程

7 天为 1 个疗程。

(五)临证心悟

婴儿抚触能畅通气血,梳理经络,增加新生儿及婴儿的适应能力,促进婴幼儿体格及智力的生长发育,以及增进母子感情。

四、小儿强脾推拿保健套路

(一)治疗功效

健运脾胃,消食化积。

(二)适应人群

食纳少,有积食,易腹泻,易呕吐,头发黄,头发细,脸色黄,常汗出。

(三)套路操作

1. 清补脾 5 分钟。
2. 逆运内八卦 3 分钟。
3. 清板门 2 分钟。
4. 清四横纹 2 分钟。
5. 按揉足三里 2 分钟。
6. 逆顺摩腹各 1 分钟。
7. 捏脊 3 ~ 5 遍。

(四)治疗疗程

每日 1 次,15 天为 1 个疗程。

(五)临证心悟

症状重者可以加按揉脾俞、胃俞、肾俞。本法贵在坚持,具有促进消化,促进小儿生长发育的作用。

五、小儿壮肺推拿保健套路

(一)治疗功效

补脾益肺。

(二)适应人群

易感冒,不易愈,常咳嗽,多汗出,多过敏,多体弱。

(三)套路操作

1. 补脾 8 分钟。
2. 清板门 5 分钟。
3. 揉外劳宫 5 分钟。
4. 揉足三里 2 分钟。
5. 补肾 5 分钟。
6. 清肺 3 分钟。
7. 清天河水 1 分钟。

(四)治疗疗程

每日 1 次,15 天为 1 个疗程。

(五)临证心悟

对反复呼吸道感染的患者有益,应该较长时间坚持。

六、小儿益智推拿保健套路

(一)治疗功效

健脑益智。

（二）适应人群

体健儿,五迟儿,五软儿,脑瘫儿。

（三）套路操作

1. 补肾 10 分钟。
2. 揉二马 8 分钟。
3. 揉小天心 3 分钟。
4. 补脾经 5 分钟。
5. 逆运内八卦 2 分钟。
6. 清四横纹 2 分钟。
7. 捏脊 3 ~ 6 遍。

（四）治疗疗程

每日 1 次,15 天为 1 个疗程。

（五）临证心悟

对于疾病患儿,贵在坚持,对于体健儿,操作时间短。

七、小儿安神推拿保健套路

（一）治疗功效

安神镇静,除烦止惊。

（二）适应人群

面色青,鼻根青,性子急,容易惊,烦不安,眠不实,多梦呓,夜啼惊,多动症及抽动症患儿。

(三)套路操作

1. 揉小天心 5 分钟。
2. 分阴阳 3 分钟。
3. 补肾 5 分钟。
4. 揉二马 3 分钟。
5. 清天河水 3 分钟。

(四)治疗疗程

每日 1 次,15 天为 1 个疗程。

(五)临证心悟

脾胃弱者可以加逆运内八卦 3 分钟,清四横纹 2 分钟。症状重者可以加揉心俞、肾俞、肝俞,消化不良者可以加补脾、清板门以调中和胃。

八、小儿护眼推拿保健套路

(一)治疗功效

醒脑明目。

(二)适应人群

体健儿,近视儿,远视儿,斜视儿,学龄期间课后眼保健操。

(三)套路操作

1. 按揉攒竹、鱼腰、丝竹空、太阳、阳白、睛明、承泣、四白、瞳子髎各 30 次。
2. 刮双眼轮 10 次。
3. 左右运目 10 次。
4. 摇颈:先向前低头、后仰头各 4 次,继续左右倾斜 4 次,继而大摇颈项左右各 2 周,耸肩前后共 8 次。

(四)治疗疗程

每日 1 次,15 天为 1 个疗程。

(五)临证心悟

贵在坚持,养成好良好的保健习惯,做操后闭目1分钟,然后远视2～3分钟。

九、小儿通鼻推拿保健套路

(一)治疗功效

宣通鼻窍。

(二)适应人群

体健儿,常感冒、有鼻疾、有耳疾患儿。

(三)套路操作

1. 揉上星。以局部有酸胀感为宜,一般 30 次。
2. 按拿鼻通。拇指局部按拿 30 次。
3. 按揉迎香、口禾髎。以局部有酸胀感为宜,一般 30 次。
4. 按揉鼻梁两侧。往返擦致局部酸麻胀感 30 次。
5. 掐合谷、拿风池各 30 次。

(四)治疗疗程

每日 1 次,15 天为 1 个疗程。

(五)临证心悟

对过敏性鼻炎缓解有帮助。

第五章

小儿常见病症
推拿治疗

常见症状

一、发热

中医发热指体温高于正常,或体温不高,但自觉发热,或扪之发热。发热是临床常见症状,涉及各大系统和多种病症。小儿体属稚阴稚阳,不耐火邪,一旦发热,多引发咳嗽、哮喘、惊风、抽搐和虚脱,甚至关乎生命。小儿发热临床多见因肺系疾病引发。

(一)病因病机

引起发热的原因很多,有外感和内伤因素。外感有六淫之气与疫疠之气,内有伤乳食、阴阳虚衰、气血虚损等。

外感发热起病急,病程短,多属实证;外感风寒发热为正邪相争和肺卫郁闭所致;外感风热为正邪相争和风热所致。

内伤因素分阳盛和阴虚两类。阳盛以但热不寒,或高热烦躁,或日晡热为特征;起病急,进展快,为实证。阴虚以低热、潮热、盗汗为特征;起病缓,病程长,常反复发作,为虚证。

此外饮食积滞,郁久而发热;情志不遂,肝气郁结,气郁可发热。

(二)辨证分型

发热证型较多,总体如下:

1. 表证发热可分风寒在表、风热在表、风湿在表、暑热在表。

2. 里证发热可分气分实热(阳明经证)、气分湿热、阳明腑实证、热入心营、热入血分、热动肝风。

3. 内伤发热可分伤食发热、气虚发热、阳虚发热、血虚发热、阴虚发热。

儿童多见外感发热、食积发热、气虚发热、阴虚发热。外感发热者多伴有咽痛、流涕、打喷嚏等;食积发热又称为"饮食烧",通常温度不高,伴有口臭、烦躁、便秘或大便泻下臭秽;气虚发热者多伴有出汗、神怯气短、反复感冒、面色萎黄等;阴虚发热者多伴有手足心热、盗汗自汗、烦躁、夜啼等。

(三)辨证施推

1. 主病主推(退热四套路)

(1)清天河水 3 分钟。

(2)退六腑 3 分钟。

(3)推三关 3 分钟。

(4)点按大椎 2 分钟。

2. 辨证加减

(1)外感发热者,增加套路如下:

1)清肺经 3 分钟。

2)开天门、推坎宫、揉太阳、推天柱骨各 1 分钟。

3)拿列缺 1 分钟。

(2)食积发热者,增加套路如下:

1)清天柱骨 1 分钟。

2)清胃经 3 分钟。

3)点按天枢、板门、四横纹各 1 分钟。

4)捏脊 6 遍。

(3)气虚发热者,增加套路如下:

1)补脾经 3 分钟。

2)点按肺俞、脾俞、足三里 3 分钟。

3)运内八卦 2 分钟。

4)摩腹 3 分钟。

(4)阴虚发热者,增加套路如下:

1)补肺经 3 分钟。

2)补脾经 3 分钟。

3)揉上马 2 分钟。

4)点按涌泉 1 分钟。

(四)推拿心悟

1. 小儿推拿可以治疗发热性疾病,但是对于症状比较重,且有抽搐病史患儿应该慎重。小儿推拿对于本症状的干预,只应该是一种辅助治疗。

2. 小儿推拿对小儿功能性发热、夏季热、饮食烧、外感发热等疗效显著,对于其他原因引起的发热,也有一定的退热作用。但临床应积极找出原发疾病,针对相应疾病进行治疗。

3. 对于危及小儿生命的急性传染性疾病所导致的发热,应及早诊断,切勿延误病情。

4. 一般而言,患儿在 39 摄氏度以下,且精神状态好者,可以放心采用小儿推拿治疗。

5. 小儿推拿之后,小儿热势可能增加,应该有预判并及时进行医患沟通。对于发热引起的惊厥应该及时就医处理。

6. 推拿效果不佳者,可以增加 1 个疗程,或可以延长推拿时间。

7. 发热推拿多用凉水为介质。手法从重从快。推拿过程中小儿哭闹有利于发汗与退热,应合理应用,但不宜哭得太久,并且要做好沟通及安抚。

8. 小儿推拿处方中虽有养阴存津之穴,但若体内本身缺水,则徒有其方其治。故宜于治疗时适当饮水或补液。

9. 发热期间,应加强护理,避风邪,衣服不宜过多,注意营养及饮食有节。

二、口疮

小儿口疮,以齿龈、舌体、两颊、上颚等处出现黄白色溃疡,疼痛流涎,或伴发热为特征。若满口糜烂,色红作痛者,称为口糜;溃疡只发生在口唇两侧,称为燕口疮。本病属于西医口炎范畴,包括溃疡性口炎、疱疹性口炎、口角炎等。本病可单独发生,也可伴发于其他疾病之中。口疮一年四季均可发病,无明显的季节性。发病年龄以 2 ~ 4 岁为多见,预后良好。若体质虚弱,则口疮可反复出现,迁延难愈。

(一)病因病机

小儿口疮的病因主要为外感风热之邪;饮食不节,蕴积生热;禀赋不足,气阴两虚。其主要病变在心、脾、胃、肾。因脾开窍于口,心开窍于舌,肾脉连舌本,胃经络齿龈,若风热乘脾,或心脾积热,或虚火上炎,均可熏蒸口舌而致口疮。

(二)辨证分型

临床多分风热乘脾证、心火上炎证、虚火上浮证、脾胃积热证四型。风热乘脾证以口颊、上颚、齿龈、口角溃烂为主;心火上炎证以舌上、舌边溃疡为主;虚火上浮证以口腔溃疡或糜烂,周围色不红或微红为主;脾胃积热证以口角、口唇溃疡,口臭为主。

(三)辨证施推

1. 主病主推

(1)调脾经 3 分钟。

(2)清小肠 3 分钟。

(3)按揉小天心 3 分钟。

(4)推揉涌泉 3 分钟。

2. 辨证加减

(1)风热乘脾证者,增加套路如下:

1)退六腑 3 分钟。

2)清天河水 3 分钟。

3)推脊柱 3 分钟。

(2)心火上炎证者,增加套路如下:

1)清心经 3 分钟。

2)清天河水 3 分钟。

3)点按三阴交 1 分钟。

(3)虚火上浮证者,增加套路如下:

1)推补肾水 3 分钟。

2)揉二人上马 1 分钟。

3)点按三阴交 1 分钟。

(4)脾胃积热证者,增加套路如下:

1)清胃经 3 分钟。

2)揉二马 1 分钟。

3)捏脊 6 ~ 9 遍。

(四)推拿心悟

1. 治疗本症状,推拿只是为辅助治疗,应该对症治疗,尤其可以采用口腔喷雾剂治疗。

2. 口疮较轻,患儿不甚烦躁者,每日可推拿 2 次;口疮疼痛较剧者,每日可推拿 4 次。

3. 保持口腔清洁,注意饮食卫生,餐具应经常消毒。

4. 给初生儿、小婴儿清洁口腔时,动作宜轻,避免损伤口腔黏膜。

5. 选用金银花、野菊花、板蓝根、大青叶、甘草煎汤,频频漱口。

6. 注意口腔外周皮肤卫生,颈项处可围清洁毛巾,口中涎水流出及时擦干。

7. 饮食宜清淡,忌辛辣刺激、粗硬及过咸食品,忌饮食过烫。

三、流涎

流涎,中医称为滞颐。滞者凝也,颐者下颌也。是指小儿口中经常不自觉溢流出涎液。多见于 3 岁以内婴幼儿,一年四季均可发病。若因出牙而流涎过多者不属病态。口炎、霉菌性口腔炎、肠道寄生虫病、软瘫、痴呆等疾病也会引起流涎过多。本病症状轻,预后良好,但治疗一时难以起效。

（一）病因病机

本症的基本病机为金玉（廉泉）不约所导致。虚为脾虚不摄,肾虚不约,唾液不固,时而流出。实为脾胃蕴热,熏蒸于口,迫涎流出。

（二）辨证分型

本症可以分为脾胃湿热证和脾肾两虚证两型。脾胃湿热者可见流涎黏稠,口气臭秽,食欲不振,腹胀,大便秘结或热臭,小便黄赤,舌红,苔黄腻。脾肾两虚者可见流涎清冷,口淡无味,面色萎黄,肌肉消瘦,懒言乏力,饮食减少,大便稀薄,舌淡,苔薄白。

（三）辨证施推

1. 主病主推

（1）掐揉承浆、廉泉、扁桃体 3 分钟。

（2）振按颊车 1 分钟。

（3）补脾经 3 分钟。

（4）补肾经 3 分钟。

（5）点按足三里 2 分钟。

（6）摩腹 3 分钟。

2. 辨证加减

（1）脾胃湿热者,增加套路如下:

1）清胃经 3 分钟。

2）清大肠 3 分钟。

3）清天河水 3 分钟。

（2）脾肾两虚证者,增加套路如下:

1）运内八卦 3 分钟。

2）揉百会 1 分钟。

3）捏脊 3 ～ 6 遍。

（四）推拿心悟

1. 推拿可以直接作用于口颌部，对本病治疗有优势。
2. 不能捏本症患儿腮部。
3. 忌食过咸、过酸食物，以及辛辣刺激之品。

四、地图舌

地图舌是小儿时期常见的异常舌象，是由于舌黏膜上皮（丝状乳头）剥脱所致。病程较长，常可反复多年不愈，多见于 6 个月以上婴幼儿。中医称地图舌为"花剥苔"。

（一）病因病机

舌与内脏关系密切，舌为心之首，又为脾胃之外候。脾的经络从胃上行至咽部，系于舌体，而舌苔的形成，又属胃气熏蒸所生。若素体虚弱，先后天不足，脾气虚亏，胃之气阴不足，导致本症。

（二）辨证分型

本症大体可以分为脾胃气虚证、气阴两虚证两型。

脾胃气虚证可见舌苔花剥，时消时现，精神萎靡，面黄少华，纳食呆滞，动则自汗，大便时稀，容易感冒，舌质淡，脉细软。

气阴两亏证可见舌花剥如地图状，可呈多处剥脱，长年不消，游走多变，低热神疲，口渴形瘦，大便干燥，入夜盗汗，舌质偏红，脉细。

（三）辨证施推

1. 主病主推

（1）补脾经 3 分钟。

（2）补胃经 3 分钟。

（3）点按天枢、足三里、中脘 3 分钟。

（4）捏脊 6 ~ 9 遍。

（5）摩腹 3 分钟。

2. 辨证加减

（1）脾胃气虚者,增加套路如下:

1）按揉脾俞、胃俞各 1 分钟。

2）揉外劳宫、揉关元各 1 分钟。

（2）气阴两亏证者,增加套路如下:

1）揉内劳宫、揉二马各 2 分钟。

2）分手阴阳 1 分钟。

（四）推拿心悟

1. 小儿推拿调理本症主要是通过调理脾胃达到治疗目的,推拿时间相对较长,疗程亦长。

2. 本症应该积极治疗贫血、佝偻病、肠寄生虫病等。

3. 本症可适量补充多种维生素及锌制剂。

4. 本症患儿应该保证饮食营养,纠正偏食、挑食,多食蔬菜与水果。

五、腹胀

小儿腹胀是指患儿胃脘及胃脘以下的整个腹部胀满、按之柔软、触之无形的一种病症。中医学认为本病多因饮食失调,起居无节,湿阻气滞,脾胃虚弱以及瘀血阻滞经脉等原因引起。常见症状为腹部胀满,可见腹部胀大,叩之如鼓,伴有食欲不振,食少饱闷,嗳腐吞酸,恶心呕吐等症。现代医学的急、慢性胃肠炎,胃肠神经官能症,消化不良,腹腔手术术后等多出现腹部胀满。

（一）病因病机

多种因素可以导致腹胀,如外感、饮食、情志、正虚等因素。本病病变部位多在肝、脾、大肠,病理因素多为气滞。根据病因不同有寒热、虚实不同。

(二)辨证分型

本病大体可以分为食积、湿阻、脾虚三型。

食积多伴有嗳气吞酸、呕恶不食,大便酸臭、睡卧不安,手足心热等;湿阻多伴有头身昏重,痞满不舒,舌苔厚腻等;脾虚多伴不思饮食,困乏无力,面色萎黄等。

(三)辨证施推

1. 主病主推

(1)清补脾 3 分钟。

(2)清大肠 3 分钟。

(3)运内八卦 3 分钟。

(4)振神阙 3 分钟。

(5)点按天枢、中脘、下脘各 2 分钟。

2. 辨证加减

(1)食积者,增加套路如下:

1)清板门 3 分钟。

2)清四横纹 3 分钟。

3)分阴阳 3 分钟。

(2)湿阻者,增加套路如下:

1)清板门 3 分钟。

2)清四横纹 3 分钟。

3)按揉脾俞、胃俞 2 分钟。

4)点按足三里、丰隆 2 分钟。

(3)脾虚者,增加套路如下:

1)补肾 3 分钟。

2)揉二马 3 分钟。

3)揉脾俞、肾俞、三焦俞各 1 分钟。

4）点按足三里 3 分钟。

5）捏脊 6 ～ 9 遍。

（四）推拿心悟

1. 腹胀是消化系统疾病常伴有的症状和体征,所以按摩时应详细诊察其致病原因,有针对性地进行处理。对于功能性的腹胀,小儿推拿具有良好的效果。

2. 合理喂养,培养小儿正常的饮食习惯。食用易于消化且富有营养的食品。

3. 起居有常,避免寒冷刺激。

4. 避免精神刺激,以免气机内郁,产生腹胀。

六、贫血

小儿贫血多为营养性缺铁性贫血,是由于体内铁缺乏致使血红蛋白合成减少而引起的一种小细胞低色素性贫血。本病为儿科常见疾病,属于中医学"血虚"范畴。多见于婴幼儿,尤以 6 个月 ～ 3 岁最常见。轻度贫血可无自觉症状,中度以上的贫血,可出现头晕乏力、纳呆、烦躁等症,并有不同程度的面色苍白及指甲口唇和睑结膜苍白。

（一）病因病机

本病的病因有先天禀赋不足,后天喂养不当,诸虫耗气伤血和急、慢性出血等,病位在脾、胃、心、肝、肾,多以虚证为主。

（二）辨证分型

本病大体可以分为脾胃虚弱证、心脾两虚证、肝肾阴虚证、脾肾阳虚证四型。食少纳呆,体倦乏力,大便不调,病在脾;心悸心慌,夜寐欠安,语声不振,病在心;头晕目涩,潮热盗汗,爪甲枯脆,病在肝;腰腿酸软,畏寒肢冷,发育迟缓,病在肾。

(三)辨证施推

1. 主病主推

(1)补脾经 5 分钟。

(2)补肾经 5 分钟。

(3)揉二马 5 分钟。

(4)清补心 3 分钟。

(5)捏脊 6 ~ 9 遍。

2. 辨证加减

(1)脾胃虚弱证,增加套路如下:

1)清板门 3 分钟。

2)逆运内八卦 3 分钟。

3)揉脾俞、肾俞、胃俞、三焦俞各 1 分钟。

4)点按足三里 3 分钟。

(2)心脾两虚证者,增加套路如下:

1)分阴阳 3 分钟。

2)点按心俞、脾俞、肾俞各 1 分钟。

3)清四横纹 3 分钟。

4)点按足三里 3 分钟。

(3)肝肾阴虚证者,增加套路如下:

1)分阴阳 2 分钟。

2)清天河水 3 分钟。

3)点按肝俞、肾俞、心俞各 1 分钟。

4)点按足三里 3 分钟。

(四)推拿心悟

1. 儿童贫血应先到综合医院的儿科或专业儿科医院检查,排除白血病、再生障碍性贫血等恶性血液病,在辨证的基础上推拿;对恶性贫血在综合治疗的同时,亦可用上述方法辅助治疗。

2. 养成良好的饮食习惯,合理配置膳食结构。纠正偏食、挑食、嗜零食等不良习惯。

3. 贫血患儿要预防外感,应随气候变化及时增减衣服。重度贫血应避免剧烈运动,注意休息。

4. 饮食宜易消化,且富于营养,多食含铁丰富且铁吸收率高的食品,如肝、瘦肉、鱼等。

第二节

肺系疾病

一、感冒

感冒是感受外邪引起的一种疾病,以发热、恶寒、鼻塞、流涕、喷嚏、咳嗽为主要临床特征,是儿科最常见的疾病。本病一年四季均可发生,以气候骤变及冬春时节发病率较高。任何年龄皆可发病,婴幼儿更为多见。小儿具有肺脏娇嫩、脾常不足、肝火易亢的生理特点,患感冒后易出现夹痰、夹滞、夹惊的兼夹证。

(一)病因病机

小儿感冒以感受风邪为主,常兼杂寒、热、暑、湿、燥邪等,亦有感受时邪疫毒所致者。病变部位主要在肺,可累及肝脾。病机关键为肺卫失宣。

小儿肺常不足,感邪之后,肺失清肃,气机不利,津液凝聚为痰,以致痰阻气道,则咳嗽加剧,喉间痰鸣,此为感冒夹痰。小儿脾常不足,饮食不节,感冒之后,脾运失司,乳食停滞,阻滞中焦,则腹胀纳呆,或伴吐泻,此为感冒夹滞。小儿神气怯弱,肝气未盛,感邪之后,热扰心肝,引动肝风,扰乱心神,易致睡卧不宁,惊惕抽风,此为感冒夹惊。

(二)辨证分型

本病可分风寒、风热、暑邪、时邪四型,风寒感冒证多见发热轻,恶寒重,无汗,头痛,流清涕,喷嚏,咳嗽,口不渴,咽不红。风热感冒证多见发热重,恶风,有汗或少汗,头痛,鼻塞,流浊涕,喷嚏,咳嗽,痰稠色白或黄,咽红肿痛,口渴。暑邪感冒证多见发热,无汗或汗出热不解,头晕,头痛,鼻塞,身重困倦,胸闷泛恶,口渴心烦,食欲不振,或有呕吐、泄泻,小便短黄。时邪感冒证多见起病急骤,全身症状重,高热,恶寒,无汗或汗出热不解,头痛,心烦,目赤咽红,肌肉酸痛,腹痛,或有恶心、呕吐。

(三)辨证施推

1. 主病主推

(1)头面四大手法 5 分钟。

(2)黄蜂入洞 3 分钟。

(3)清肺经 3 分钟。

(4)推上三关 3 分钟。

(5)拿风池、肩井 2 分钟。

2. 辨证加减

(1)风寒证,增加套路如下:

1)揉外劳宫 3 分钟。

2)掐揉二扇门 3 分钟。

3)运内八卦 2 分钟。

4)推膻中 1 分钟。

(2)风热证者,增加套路如下:

1)点按迎香 1 分钟。

2)清天河水 3 分钟。

3)分推膻中、肺俞各 1 分钟。

4)下推天柱骨 1 分钟。

(3)暑邪证者,增加套路如下:

1)补脾经 2 分钟。

2)清天河水 3 分钟。

3)推三关 3 分钟。

4)点按中脘 1 分钟。

(4)时邪证者,增加套路如下:

1)补脾经 2 分钟。

2)退六腑 3 分钟。

3)清天河水 3 分钟。

4)清胃经 3 分钟。

(四)推拿心悟

1. 小儿推拿对于服药困难的感冒患儿尤其适合,且疗效确切。这些推拿手法用于预防感冒发生及症状加重。

2. 对于感冒日久不愈的内伤感冒,小儿推拿能够提升正气,具有明显优势。

3. 小儿感冒的治疗,强调发汗,应该以此掌握手法。发汗后适当饮水,以滋养汗源。

4. 暑邪感冒时期,应注意环境条件,确保通风,忌用空调。

二、咳嗽

咳嗽是小儿常见的一种肺系病证。有声无痰为咳,有痰无声为嗽,有声有痰谓之咳嗽。一年四季均可发生,以冬春二季发病率高。任何年龄小儿皆可发病,以婴幼儿为多见。小儿咳嗽有外感和内伤之分,临床上小儿的外感咳嗽多于内伤咳嗽。

(一)病因病机

小儿咳嗽主要外因为感受风邪,主要内因为肺脾虚弱。病变部位在肺,常涉及脾。基本病机为肺失宣肃。外邪从口鼻或皮毛而入,首犯肺卫,肺失宣肃,气机不利,肺气上逆,发为外感咳嗽。小儿脾常不足,脾虚生痰,上贮于肺,或咳嗽日久不愈,耗伤正气,可转为内伤咳嗽。

(二)辨证分型

本病分为外伤、外感两大类,外伤有风寒、风热之分,内伤有痰热、痰湿、气虚、阴虚之分。

风寒咳嗽证多见咳嗽频作、声重,咽痒,痰白清稀,鼻塞流涕。

风热咳嗽证多见咳嗽不爽,痰黄黏稠,不易咯出,口渴咽痛,鼻流浊涕。

痰热咳嗽证多见咳嗽痰多,色黄黏稠,难以咯出,甚则喉间痰鸣。

痰湿咳嗽证多见咳声重浊,痰多壅盛,色白清稀,胸闷纳呆。

气虚咳嗽证多见咳嗽反复不已,痰白清稀,面白无华,气短懒言。

阴虚咳嗽证多见干咳无痰,或痰少而黏,或痰中带血,不易咯出,口渴咽干。

(三)辨证施推

1. 主病主推

(1)清肺平肝 3 分钟。

(2)运内八卦 3 分钟。

(3)肃降肺 3 分钟。

(4)点揉天突、缺盆(三凹)3 分钟。

(5)点按膻中、肺俞、大肠俞各 1 分钟。

2. 辨证加减

(1)风寒证增加套路如下:

1)揉外劳宫 3 分钟。

2)头面四大手法 3 分钟。

3)推三关 3 分钟。

4)拿列缺、风池各 1 分钟。

(2)风热证者增加套路如下:

1)头面四大手法 3 分钟。

2)清天河水 3 分钟。

3)清天柱骨 1 分钟。

4)揉掌小横纹 1 分钟。

(3)内伤证者增加套路如下:

1)体虚者补肾经、推三关各 3 分钟。

2）阴虚者揉二马 3 分钟。

3）痰多者点按丰隆、足三里各 2 分钟。

（四）推拿心悟

1. 小儿推拿治疗咳嗽有确切疗效,但需要一定时长。外感一般 3 ～ 5 天,内伤相对时间要长。对于服药困难的孩子,小儿推拿为首选。

2. 推拿后可能会诱发咳嗽加重,为排邪反应,诱导排痰的一种表现,要和病情加重予以鉴别,应该事先跟家长沟通。

3. 肺炎导致咳嗽的患儿,推拿同样可以作为辅助治疗。对于久咳的患儿应该积极寻找原因。

三、哮喘

哮喘是小儿时期常见的肺系疾病。哮指声响言,喘指气息言,哮必兼喘,故通称哮喘。临床以反复发作,发作时喘促气急、喉间哮鸣、呼吸困难、张口抬肩、摇身撷肚为主要特征。

本病包括了西医学喘息性支气管炎、儿童哮喘等。本病有明显的遗传倾向,发病年龄以 1 ～ 6 岁为多见,大多在 3 岁以内初次发作。多数患儿可经治疗缓解或自行缓解,部分儿童哮喘在青春发育期可完全消失。其发作有明显的季节性,冬春二季及气候骤变时易于发作。

（一）病因病机

哮喘的发病原因有外因和内因两个方面。内因责之于肺、脾、肾三脏功能不足,导致痰饮内伏,成为哮喘之夙根。外因责之于感受外邪,接触异物、异味以及嗜食咸酸等。哮喘的病机关键在痰伏于肺,形成夙根,遇触即发。

（二）辨证分型

本病分为急性期、缓解期两大期。急性期主要有风寒、风热两型,缓解期分为阳气不足、肺肾阴虚两型。寒性哮喘多见气喘,喉间哮鸣,咳嗽,胸闷,痰稀色白有泡沫等。热性哮喘多见气喘,声高息涌,喉间哮鸣,咳嗽痰壅,痰黏色黄难咯,身热等。阳气不足多见喘促乏力,动则气喘,气短心悸,咳嗽无力形体消瘦,神疲懒言,面白少华或萎黄等。肺肾阴虚多见喘促乏力,动则气喘,干咳少痰,痰黏难咯,咳嗽无力,盗汗,形体消瘦等。

(三)辨证施推

1. 主病主推

(1)按弦走搓摩 10 遍。

(2)清肺经 3 分钟。

(3)点按定喘、肺俞、天突、缺盆各 1 分钟。

(4)推小横纹 3 分钟。

2. 辨证加减

(1)寒证增加套路如下:

1)揉膻中 3 分钟。

2)运内八卦 3 分钟。

3)推三关 3 分钟。

4)揉外劳宫 3 分钟。

(2)热证者增加套路如下:

1)揉丰隆 3 分钟。

2)推揉膻中 3 分钟。

3)揉内劳宫 3 分钟。

4)清天河水 3 分钟。

(3)阳气不足证者增加套路如下:

1)头面四大手法 5 分钟。

2)点按足三里 3 分钟。

3)推擦肺经 2 分钟。

(4)肺肾阴虚证者增加套路如下:

1)揉二马 3 分钟。

2）清天河水 3 分钟。

3）揉三阴交 3 分钟。

（四）推拿心悟

1. 小儿推拿可以扶正祛邪。本病的治疗应该重视缓解期的扶正治本,所以小儿推拿是治疗哮喘的重要辅助疗法。

2. 本病患儿多有过敏病史,过敏原多样,增强患儿的体质,做到"正气存内,邪不可干"是最为重要的。

四、小儿肺炎

小儿肺炎中医称为肺炎喘嗽,是小儿时期常见的一种肺系疾病,临床以气喘、咳嗽、咳痰、痰鸣、发热,肺部闻及中细湿啰音,胸部 X 线检查见炎性阴影为主要表现。重者可见张口抬肩、呼吸困难、面色苍白、口唇青紫等症。本病一年四季均可发生,但多见于冬春季节。好发于婴幼儿,年龄越小,发病率越高本病若治疗及时得当,一般预后良好。

（一）病因病机

本病的发病外因为感受风邪,或由其他疾病传变而来;内因为小儿肺脏娇嫩,卫外不固。病变部位主要在肺,病机关键为肺气郁闭,痰瘀是其病理产物。

（二）辨证分型

本病分为风寒闭肺、风热闭肺、痰热闭肺、毒热闭肺、阴虚肺热、肺脾气虚六种类型。

风寒闭肺证多见恶寒发热,头身痛,无汗,鼻塞,流清涕,呛咳频作,呼吸气急,痰稀色白。

风热闭肺证多见发热恶风,头痛有汗,鼻塞,流浊涕,咳嗽,气促,咯吐黄痰。

痰热闭肺证多见发热烦躁,咳嗽喘促,气急鼻扇,咯痰黄稠或喉间痰鸣。

毒热闭肺证多见壮热不退,咳嗽剧烈,痰黄稠难咯或痰中带血,气急喘憋,呼吸困难,鼻翼扇动,胸高胁满,张口抬肩,鼻孔干燥。

阴虚肺热证多见咳喘持久,低热盗汗,手足心热,干咳少痰,面色潮红,口干便结。

肺脾气虚证多见久咳、咳痰无力,痰稀白易咯,多汗。

(三)辨证施推

1. 主病主推

(1)清肺经 3 分钟。

(2)运内八卦 3 分钟。

(3)推小横纹 3 分钟。

(4)捏挤天突 10 次。

(5)擦膻中、擦肺俞 3 分钟。

2. 辨证加减

(1)风寒闭肺证增加套路如下:

1)揉外劳宫 3 分钟。

2)推三关 3 分钟。

3)掐揉二扇门 3 分钟。

(2)风热闭肺证增加套路如下:

1)清天河水 3 分钟。

2)退六腑 3 分钟。

3)开天门 3 分钟。

(3)痰热闭肺证增加套路如下:

1)清胃经 3 分钟。

2)清天河水 3 分钟。

3)揉丰隆 3 分钟。

(4)毒热闭肺证增加套路如下:

1)清天河水 3 分钟。

2）退六腑 3 分钟。

3）清心经 3 分钟。

4）平肝经 3 分钟。

（5）阴虚肺热证增加套路如下：

1）揉三阴交 3 分钟。

2）揉二马 3 分钟。

（6）肺脾气虚证增加套路如下：

1）补肺经 3 分钟。

2）补脾经 3 分钟。

3）揉足三里 3 分钟。

（四）推拿心悟

1. 小儿推拿对于小儿肺炎喘嗽的治疗是一种辅助治疗，应该积极寻找原因，针对性治疗。

2. 小儿推拿总体要以患儿舒适、愉悦为主。

3. 在辅助排痰方面，小儿推拿具有良好的作用。

五、反复呼吸道感染

反复呼吸道感染是指呼吸道感染（包括上呼吸道感染、下呼吸道感染）年发病在一定次数以上者。以感冒、乳蛾、咳嗽、肺炎喘嗽在一段时间内反复发作经久不愈为主要临床特征。反复呼吸道感染患儿简称"复感儿"。本病一年四季均可发生，以冬春气候变化剧烈时尤易反复不已。发病年龄多见于 6 个月～6 岁的小儿，1～3 岁的婴幼儿最为常见。

（一）病因病机

本病内因是禀赋虚弱，肺、脾、肾三脏功能不足，卫外不固。外因是喂养不当，精微摄取不足；调护失宜，外邪乘虚侵袭；用药不当，损伤正气；疾病所伤，正气未复。本病病机主要在于正虚邪伏，病位主要在肺，常涉及脾、肾。

（二）辨证分型

本病可分偏热、偏寒、气虚三型。偏热者多见面红身热,多汗,好动,便干,容易患风热感冒;偏寒者多见身凉、少汗、时鼻塞、清涕;气虚者多见喜静恶动,少气懒言,语声无力,胃寒等。

（三）辨证施推

1. 主病主推

（1）头面四大手法 5 分钟。

（2）推上三关 3 分钟。

（3）双点内外劳宫 2 分钟。

（4）分推手阴阳 1 分钟。

2. 辨证加减

（1）偏热证者增加套路如下:

1）清天河水 3 分钟。

2）推天柱骨 3 分钟。

（2）偏寒证者增加套路如下:

1）黄蜂入洞 1 分钟。

2）掐揉二扇门 1 分钟。

（3）气虚证者增加套路如下:

1）补肺经 5 分钟。

2）拿肩井 3 分钟。

（四）推拿心悟

1. 小儿推拿对于本病有效,尤其是缓解期,疗程比较长,每天可以推 2 次。

2. 急性呼吸道感染期,小儿推拿亦可以操作,但仍应该兼顾对症处理原则,及时控制好症状。

脾系疾病

一、厌食

厌食是小儿时期的一种常见病证,临床以较长时期厌恶进食、食量减少为特征。本病可发生于任何季节,但夏季暑湿当令之时,可使症状加重。各年龄儿童均可发病,以 1 ～ 6 岁为多见。

(一)病因病机

本病病位在脾胃。脾胃为后天之本,胃司受纳,脾主运化,脾胃调和,则知饥欲食,食而能化。其病因常见者有喂养不当、脾胃湿热、他病伤脾、禀赋不足、情志失调、邪毒犯胃等,均可损伤脾胃正常纳化功能,致脾胃失和,纳化失职,而成厌食。

(二)辨证分型

本病主要分为脾失健运证、脾胃气虚证、脾胃阴虚证三型。脾失健运证主要表现为食欲不振,厌恶进食,食而乏味,或伴胸脘痞闷,嗳气泛恶。脾胃气虚证主要表现为不思进食,食而不化,大便溏薄并夹不消化食物,面色少华,形体偏瘦,肢倦乏力。脾胃阴虚证主要表现为不思进食,食少饮多,皮肤失润,大便偏干,小便短黄。

(三)辨证施推

1. 主病主推

(1)补脾经 3 分钟。

(2)揉中脘 3 分钟。

(3)摩腹 3 分钟。

(4)揉板门 3 分钟。

(5)点按足三里 3 分钟。

(6)捏脊 6 遍。

2. 辨证加减

(1)偏脾失健运证者增加套路如下：

1)运内八卦 3 分钟。

2)掐揉四横纹 1 分钟。

(2)偏脾胃气虚证者增加套路如下：

1)运内八卦 3 分钟。

2)推大肠 2 分钟。

3)补肾经 2 分钟。

(3)偏脾胃阴虚证者增加套路如下：

1)分手阴阳 3 分钟。

2)运内八卦 3 分钟。

(四)推拿心悟

1. 推拿治疗厌食有确切的效果,且安全。若配上小儿刺四缝疗法,效果更捷。

2. 长期厌食的孩子应该注意是否有锌缺乏。

3. 掌握正确的喂养方法,饮食起居按时、有度,饭前勿食糖果饮料,夏季勿贪凉饮冷。

4. 纠正不良饮食习惯,做到"乳贵有时,食贵有节",不偏食、挑食,不强迫进食,饮食定时适量,荤素搭配,少食肥甘厚味、生冷坚硬等不易消化食物,鼓励多食蔬菜及粗粮。

5. 遵照"胃以喜为补"的原则,先从小儿喜欢的食物着手来诱导开胃,暂时不要考虑营养价值,待其食欲增进后,再按营养的需要供给食物。

二、便秘

便秘是指大便秘结不通,排便次数减少或排便间隔时间延长,或大便艰涩排出不畅的疾病。

(一)病因病机

本病病位在大肠,并与脾、胃、肺、肝、肾密切相关。主要病因有胃肠积热、气机郁滞、乳食积滞、气血亏虚等。基本病机是腑气不通。

(二)辨证分型

本病主要分为实秘、虚秘两大类。实秘多见大便干结,食少,腹胀腹痛,口干口臭,面红身热,多汗,小便黄。虚秘多见气短乏力,面白神疲,便出无力,需努力排便。

(三)辨证施推

1. 主病主推

(1)清大肠 3 分钟。

(2)退六腑 3 分钟。

(3)摩腹 3 分钟。

(4)揉膊阳池 3 分钟。

(5)推下七节骨 3 分钟。

2. 辨证加减

(1)偏实秘者增加套路如下:

1)运内八卦 3 分钟。

2)清补脾经 3 分钟。

3)清天河水 3 分钟。

(2)偏虚秘者增加套路如下:

1)点按上马、足三里 3 分钟。

2)补脾经 3 分钟。

3）推三关 3 分钟。

（四）推拿心悟

1. 推拿治疗便秘有确切的疗效，且具有良好的依从性。尤其是对于单纯性便秘。

2. 摩腹及推下七节骨具有较好的通便作用，尤其适合于实秘患儿。应用摩腹手法时，手法宜轻，时间稍长。

3. 对于先天性巨结肠引起的便秘，小儿推拿疗法仅是辅助治疗作用。

4. 腹内压对排便很重要，腹肌肌力是其中动力，应该加强锻炼，可用米袋压患儿腹部，配合深呼吸，也可以练习仰卧起坐。

三、呕吐

呕吐是指因胃失和降、气逆于上，以致乳食由胃中上逆经口而出的一种常见病症。有声无物为呕，有物无声为吐，两者均有为呕吐。

（一）病因病机

凡内伤乳食、暴受惊恐或脾胃虚寒以及其他脏腑疾病影响胃的功能，以致胃气上逆，均可引起呕吐。呕吐多因乳食积滞、脾胃虚寒、胃肠积热引起。

（二）辨证分型

本病多可分为乳食积滞、胃热气逆、脾胃虚寒三种类型。乳食积滞多见恶心，嗳酸，吐出乳块或不消化的食物，吐后则舒，肚腹胀满，不思饮食，口气秽浊，排气臭秽等；胃热气逆多见食入即吐，呕吐频繁，呕秽声洪，吐物酸臭，口渴多饮，面赤唇红等；脾胃虚寒多见食后良久方吐，朝食暮吐或暮食朝吐，吐出物多为痰水加不消化的食物，不酸不臭，精神萎靡，四肢不温，面色苍白，腹痛喜按等。

(三)辨证施推

1. 主病主推

(1)清胃经 3 分钟。

(2)横纹推向板门 2 分钟。

(3)运内八卦 3 分钟。

(4)揉中脘、天枢、足三里 3 分钟。

2. 辨证加减

(1)偏乳食积滞者增加套路如下:

1)掐揉四横纹 1 分钟。

2)补脾经 3 分钟。

3)搓摩胁肋 6 遍。

(2)偏脾胃虚寒者增加套路如下:

1)揉一窝蜂、外劳宫 1 分钟。

2)掐揉二扇门 1 分钟。

3)推天柱骨 2 分钟。

(3)偏胃热气逆者增加套路如下:

1)清大肠 3 分钟。

2)清天河水 3 分钟。

3)退六腑 3 分钟。

4)推下七节骨 1 分钟。

(四)推拿心悟

1. 小儿推拿疗法对小儿呕吐的疗效较好,在排除其他器质性病变后,可以作为首选方法。

2. 推拿后,不宜马上进食。应该半小时后开始喂养,且以温和清淡为主。

3. 呕吐作为自我保护反应,在食物中毒、饮食不洁或不节,寒邪入胃的情况下都可以呕吐。

4. 大便通畅对于呕吐防治有积极意义。

四、泄泻

泄泻是以大便次数增多,粪质稀薄或如水样为特征的一种小儿常见病。本病一年四季皆可发病,但以夏秋季为多。

(一)病因病机

泄泻发病多因感受外邪、饮食所伤或脾胃虚弱。小儿脏腑柔嫩,肌肤薄弱,易为外邪侵袭而发病,风、寒、暑、湿、热邪均可致病,尤以湿邪最为常见,冬春多以风寒湿致泄多见,夏秋多暑湿热邪为多见。小儿脾常不足,饮食不知自节,若调护失宜,乳哺不当,饮食失节,或饮食不洁,皆能损伤脾胃,发生泄泻。小儿先天禀赋不足(肾阳虚导致脾阳不足),导致脾胃虚弱,运化失常,水反成湿,产生脾虚泻。

(二)辨证分型

本病多可分为风寒泻、湿热泻、伤食泻、脾虚泻四大类。湿热泻多见大便水样,或如蛋花汤样,泻下急迫,量多次频,气味秽臭,舌质红,苔黄腻。风寒泻多见大便清稀,夹有泡沫,臭气不甚,肠鸣腹痛,舌质淡,苔薄白,脉浮紧。伤食泻多见大便稀溏,夹有乳凝块或食物残渣,气味酸臭,腹痛拒按,嗳气酸馊,舌苔厚腻,或微黄。脾虚泻多见大便稀溏,色淡不臭,多于食后作泻,时轻时重,面色萎黄,形体消瘦,神疲倦怠,舌淡苔白,脉缓弱。

(三)辨证施推

1. 主病主推
(1)清小肠 3 分钟。
(2)推大肠 3 分钟。
(3)揉龟尾 2 分钟。
(4)推上七节骨 2 分钟。

(5)摩腹揉脐 3 分钟。

(6)点按天枢、中脘、足三里 3 分钟。

2. 辨证加减

(1)风寒泻者增加套路如下:

1)揉外劳宫 3 分钟。

2)推三关 3 分钟。

3)点按一窝风 3 分钟。

(2)湿热泻者增加套路如下:

1)清胃经 3 分钟。

2)退六腑 3 分钟。

3)清补脾经 3 分钟。

(3)伤食泻者增加套路如下:

1)运内八卦 3 分钟。

2)推四横纹 3 分钟。

3)揉板门 3 分钟。

4)捏脊 6 遍。

(4)脾虚泻者增加套路如下:

1)补脾经 3 分钟。

2)补肾经 3 分钟。

3)捏脊 6 遍。

(四)推拿心悟

1. 推拿对伤食泻及病毒感染引起的腹泻疗效较好,一般 3 ~ 5 天即痊愈。脱水患儿要及时补充液体。

2. 注意饮食卫生,食品应新鲜、清洁,不吃变质食品,不要暴饮暴食。饭前、便后要洗手,餐具要卫生。

3. 提倡母乳喂养,不宜在夏季及小儿有病时断奶,遵守添加辅食的原则,注意科学喂养。

4. 加强户外活动,注意气候变化,防止感受外邪,避免腹部受凉。

5. 对吐泻严重及伤食泄泻患儿暂时禁食,以后随着病情好转,逐渐增加饮食量。忌食油腻、生冷及不易消化的食物。

6. 密切观察病情变化,及早发现泄泻变证。

五、腹痛

腹痛是指胃脘以下、耻骨毛际以上部位发生的疼痛。现代医学认为是一种症状,可见于多种胃肠疾病及全身性疾病。腹痛可以分为功能性腹痛和器质性腹痛,本节多针对功能性腹痛。

(一)病因病机

腹痛发病多因感受寒邪、饮食所伤及脾胃虚弱。

由于护理不当,穿衣不足,风寒之邪侵入腹部,或者生食瓜果,中阳受损。寒性收引,寒凝气滞,导致经络不畅,气血不行,发为腹痛。小儿脾常不足,饮食不知自节,若调护失宜,乳哺不当,饮食失节,或饮食不洁,皆能损伤脾胃,壅塞气机,发为腹痛。素体脾胃虚弱,脏腑虚冷,或久病脾虚,损伤脾阳,阴寒内盛,气机不畅,发为腹痛。

尚可以因为虫症引起腹痛。

(二)辨证分型

本病多可分为寒痛、伤食痛、虚寒痛三大类。寒痛多见腹部拘急疼痛,阵阵发作,常于受凉或者生食冷食之后发生,痛处喜暖,得温则舒,遇寒加重,面色苍白,或兼吐泻,小便清长,舌淡红,苔白滑。伤食痛多见脘腹胀满、疼痛拒按和不思乳食,舌淡红,苔厚腻;虚寒痛多见腹痛绵绵,喜温喜按,病程较长,反复发作,面色少华,精神倦怠,手足清冷,乳食减少,舌淡,脉沉缓。

(三)辨证施推

1. 主病主推

1)摩腹 3 分钟。

2)拿肚角 2 分钟。

3)按揉一窝风、内关 3 分钟。

4)分推腹阴阳 1 分钟。

2. 辨证加减

(1)寒痛者增加套路如下:

1)补脾经 3 分钟。

2)揉外劳宫 3 分钟。

3)推三关 3 分钟。

(2)伤食痛者增加套路如下:

1)清大肠 3 分钟。

2)揉板门 3 分钟。

3)掐揉四横纹 1 分钟。

4)捏脊 6 遍。

(3)虚寒痛者增加套路如下:

1)补脾经 3 分钟。

2)运内八卦 3 分钟。

3)揉外劳宫 3 分钟。

4)捏脊 6 遍。

(四)推拿心悟

1. 推拿对一般功能性腹痛效果确切。

2. 推拿具有机械力特点,疏通作用直观、明确,是缓解腹痛的好方法。

3. 对于器质性腹痛要及时鉴别诊断,有急腹症者,应该及时外科就诊。

六、积滞

积滞是指小儿内伤乳食,停聚中焦,积而不化,气滞不行所形成的一种胃肠疾患。以不思乳食,食而不化,脘腹胀满,嗳气酸腐,大便溏薄或秘结酸臭为特征。本病既可单独出现也可夹杂于其他疾病中。

(一)病因病机

积滞常由喂养不当伤及脾胃,或脾胃虚损,复伤乳食所致,其病变脏腑在脾胃。

因胃主受纳,脾主运化,一纳一化,饮食物得以消化。若脾胃受损,纳化失和,乳食停聚不消积而不化,气滞不行,则成积滞。

(二)辨证分型

本病多可分为乳食内积证、脾虚夹积证两大类。乳食内积证多见不思乳食,嗳腐酸馊或呕吐食物、乳片,脘腹胀满疼痛,大便酸臭,烦躁啼哭,夜眠不安,手足心热,舌质红,苔白厚或黄厚腻,脉象弦滑,指纹紫滞。脾虚夹积证多见面色萎黄,形体消瘦,神疲肢倦,不思乳食,食则饱胀,腹满喜按,大便稀溏酸腥,夹有乳片或不消化食物残渣,舌质淡,苔白腻,脉细滑,指纹淡滞。

(三)辨证施推

1. 主病主推

(1)补脾经 3 分钟。

(2)摩腹 3 分钟。

(3)揉板门 2 分钟。

(4)推四横纹 2 分钟。

(5)点按足三里 2 分钟。

(6)捏脊 6 ~ 9 遍。

2. 辨证加减

(1)乳食内积证者增加套路如下:

1）清胃经 3 分钟。

2）清大肠 3 分钟。

3）清脾经 3 分钟。

4）点按天枢、中脘 3 分钟。

（2）脾虚夹积证者增加套路如下：

1）推三关 3 分钟。

2）揉中脘 3 分钟。

（四）推拿心悟

1. 推拿对积食有确切的疗效，尤其是小儿捏积疗法，有广泛的基础及良好的依从性。

2. 调节饮食，合理喂养。乳食富含营养，易于消化，宜定时定量，忌暴饮暴食、过食肥甘炙煿、生冷瓜果、偏食零食及妄加滋补。

3. 应根据小儿生长发育需求，逐渐给婴儿添加辅食，按循序渐进的原则由少到多、由稀到稠、由一种到多种进行。

4. 伤食积滞患儿应暂时控制饮食，给予药物调理，积滞消除后，逐渐恢复正常饮食。

七、疳证

疳证是由喂养不当或多种疾病影响，导致脾胃受损，气液耗伤而形成的一种慢性疾病。临床以形体消瘦，面色无华，毛发干枯，精神萎靡或烦躁，饮食异常为特征。

本病发病无明显季节性，各种年龄均可罹患，临床尤多见于 5 岁以下小儿。

（一）病因病机

小儿疳证的病因以饮食不节、喂养不当、营养失调、疾病影响、药物过伤以及先天禀赋不足为常见，主要病变脏腑在脾胃。脾胃受损、气血津液耗伤为其基本病理改变。

(二)辨证分型

疳证按病程长短、病情轻重、病性虚实分为疳气、疳积、干疳三种证候。疳气证多见形体略瘦，面色少华，毛发稀疏，不思饮食，精神欠佳，性急易怒，大便干稀不调，舌质略淡，苔薄微腻，脉细有力。疳积证多见形体明显消瘦，面色萎黄，肚腹膨胀，甚则青筋暴露，毛发稀疏结穗，性情烦躁，夜卧不宁，或见揉眉挖鼻，吮指磨牙，动作异常，食欲不振，或善食易饥，或嗜食异物，舌淡苔腻，脉沉细而滑。干疳证多见形体极度消瘦，皮肤干瘪起皱，大肉已脱，皮包骨头，貌似老人，毛发干枯，面色㿠白，精神萎靡，啼哭无力，腹凹如舟，不思饮食，大便稀溏或便秘，舌淡嫩，苔少，脉细弱。

(三)辨证施推

1. 主病主推

(1)补脾经 3 分钟。

(2)运内八卦 3 分钟。

(3)揉板门 2 分钟。

(4)推四横纹 2 分钟。

(5)捏脊 6 ~ 9 遍。

(6)点按天枢、中脘、足三里 3 分钟。

2. 辨证加减

(1)疳气证者增加套路如下：

1)清胃经 3 分钟。

2)清大肠经 3 分钟。

3)摩腹 3 分钟。

(2)疳积证者增加套路如下：

1)清肝经 3 分钟。

2)退六腑 3 分钟。

3)分推腹阴阳 3 分钟。

4)掐揉小横纹 10 遍。

(3)干疳证者增加套路如下：

1)补肺经 3 分钟。

2)补肾经 3 分钟。

3)揉二马 3 分钟。

(四)推拿心悟

1. 推拿疗法对于疳证疗效确切,尤其是小儿捏脊,有良好的依从性和群众基础。

2. 本病配合刺四缝疗法,疗效更佳。

3. 提倡母乳喂养。乳食定时定量,按时按序添加辅食,供给多种营养物质,以满足小儿生长发育的需要。

4. 合理安排小儿生活起居,保证充足的睡眠时间,经常户外活动,呼吸新鲜空气,多晒太阳,增强体质。

5. 纠正饮食偏嗜、过食肥甘滋补、贪吃零食、饥饱无常等不良饮食习惯。

6. 病情较重的患儿要加强全身护理,防止压疮、眼疳、口疳等并发症的发生。

第四节

心肝系疾病

一、汗证

汗证是指小儿在安静状态下，正常环境中，全身或局部出汗过多，甚则大汗淋漓的一种病证。小儿汗证有自汗、盗汗之分。睡中出汗，醒时汗止者，称为盗汗；不分寤寐，无故出汗者，称为自汗。不论自汗或盗汗又各有阴阳见证。

多发生于 5 岁以内的小儿。

（一）病因病机

小儿汗证的发生，多由体虚所致。其主要病因为禀赋不足，调护失宜，如肺卫不固、营卫失调、气阴亏虚、湿热迫蒸。

小儿脏腑娇嫩，元气未充，腠理不密，若先天禀赋不足，或后天脾胃失调，肺气虚弱，均可自汗或盗汗。肺主皮毛，脾主肌肉，肺脾气虚，卫表不固，故汗出不止。若小儿营卫之气生成不足，或受疾病影响，或病后护理不当，营卫不和，致营气不能内守而敛藏，卫气不能卫外而固密，则津液从皮毛外泄，发为汗证。气属阳，血属阴，小儿血气嫩弱，大病久病之后，多气血亏损，或先天不足，后天失养的体弱小儿，气阴虚亏，气虚不能敛阴，阴亏虚火内炽，迫津外泄而为汗。小儿脾常不足，若平素饮食甘肥厚腻，可致积滞内生，郁而生热。甘能助湿，肥能生热，蕴阻脾胃，湿热郁蒸，外泄肌表而致汗出。

（二）辨证分型

汗证常分为肺卫不固证、营卫失调证、气阴亏虚证、湿热迫蒸证，前三者多为自汗，后者多为盗汗。

肺卫不固证多见以自汗为主，或伴盗汗，以头颈、胸背部汗出明显，动则尤甚,神疲乏力,面色少华,平时易患感冒,舌质淡,苔薄白,脉细弱。营卫失调证多见以自汗为主,或伴盗汗,汗出遍身而抚之不温,畏寒恶风,不发热,或伴有低热,精神疲倦,胃纳不振,舌质淡红,苔薄白,脉缓。气阴亏虚证多见以盗汗为主,也常伴自汗,形体消瘦,汗出较多,神萎不振,心烦少寐,寐后汗多,或伴低热、口干、手足心灼热,哭声无力,口唇淡红,舌质淡,苔少或见剥苔,脉细弱或细数。湿热迫蒸证多见汗出过多,以额、心胸为甚,汗出肤热,汗渍色黄,口臭,口渴不欲饮,小便色黄,舌质红,苔黄腻,脉滑数。

(三)辨证施推

1. 主病主推

(1)揉太阳 3 分钟。

(2)清补肺经 3 分钟。

(3)清补肾经 2 分钟。

(4)心肝同清 2 分钟。

(5)揉二人上马 2 分钟。

2. 辨证加减

(1)自汗者增加套路如下:

1)揉小天心 1 分钟。

2)揉一窝风 1 分钟。

3)清补脾经 3 分钟。

4)清天河水 3 分钟。

(2)盗汗者增加套路如下:

1)揉板门 1 分钟。

2)清胃经 3 分钟。

3)退六腑 3 分钟。

4)清天河水 3 分钟。

（四）推拿心悟

1. 采用五倍子粉、白芍粉、龙骨、牡蛎粉作为介质,可以增加疗效。
2. 避风寒,防感冒,汗出后及时擦干,加强锻炼。
3. 汗出太多,应该及时补充水液。

二、多动症

多动症一种因轻微脑功能失调引起的儿童行为障碍症状群。患儿的智力正常或基本正常,但注意障碍和活动过度,可伴有行为冲动和学习困难。以注意力不集中,自我控制差,动作过多,情绪不稳,冲动任性,伴有学习困难,但智力正常或基本正常为主要临床特征。

本病男孩多于女孩,多见于学龄期儿童。发病与遗传、环境、产伤等有一定关系。

（一）病因病机

多动症的病因主要有先天禀赋不足,或后天护养不当,外伤,病后,情志失调等。其基本病机为心血不足,血虚风动。

父母体质较差,肾气不足,或妊娠期间孕妇精神调养失宜等,致使胎儿先天不足,肝肾亏虚,精血不充,脑髓失养,元神失藏。产伤及其他外伤可导致患儿气血瘀滞,经脉流行不畅,心肝失养而神魂不宁。过食辛热炙煿,则心肝火炽,过食肥甘厚味,则酿生湿热痰浊,过食生冷,则损伤脾胃,病后失养,脏腑损伤,气血亏虚,均可导致心神失养、阴阳失调而出现心神不宁、注意力涣散和多动。小儿为稚阴稚阳之体,肾精未充,肾气未盛。由于生长发育迅速,阴精相对不足,导致阴不制阳,阳盛而多动。小儿年幼,心脾不足,情绪未稳,若教育不当,溺爱过度,放任不羁,所欲不遂,则心神不定,脾意不藏,躁动不安,冲动任性,失忆善忘。

(二)辨证分型

本病可分为心肝火旺、脾虚肝旺、心脾两虚、肝肾阴虚四型。心肝火旺证常见多动多语,烦躁不宁,冲动任性,难以制约,兴趣多变,注意力不集中,胸中烦热,懊恼不眠,纳少口苦,便秘尿赤,舌质红,苔黄腻,脉滑散。脾虚肝旺证多见肢体眴动、麻木、转筋,手足躁扰,身躯扭动,坐卧不宁,情绪紧张,难以入静,多疑,食少便溏,舌淡,苔薄白,脉弦细。心脾两虚证多见神思涣散,注意力不能集中,神疲乏力,形体消瘦或虚胖,多动而不暴躁,言语冒失,做事有头无尾,睡眠不实,记忆力差,伴自汗盗汗,偏食纳少,面色无华,舌质淡,苔薄白,脉虚弱。肝肾阴虚证常见多动难静,急躁易怒,冲动任性,难以自控,神思涣散,注意力不集中,难以静坐,或有记忆力欠佳、学习成绩低下,或有遗尿、腰酸乏力,或有五心烦热、盗汗、大便秘结,舌质红,舌苔薄,脉细弦。

(三)辨证施推

1. 主病主推

(1)心肝同清 3 分钟。

(2)轻叩头 3 分钟。

(3)点按百会、四神聪 2 分钟。

(4)掐太冲、神门 1 分钟。

(5)点按涌泉 1 分钟。

2. 辨证加减

(1)心肝火旺证者增加套路如下:

1)清肝经 3 分钟。

2)捣小天心 1 分钟。

3)清心经 3 分钟。

(2)脾虚肝旺证者增加套路如下:

1)清大肠 3 分钟。

2)清天河水 3 分钟。

　　3）内运八卦 2 分钟。

　　4）按板门 1 分钟。

　　(3)心脾两虚证者增加套路如下：

　　1）按揉三阴交 3 分钟。

　　2）补脾经 3 分钟。

　　(4)肝肾阴虚证者增加套路如下：

　　1）按内劳宫 2 分钟。

　　2）补肾经 2 分钟。

　　3）掐揉三阴交 2 分钟。

(四)推拿心悟

　　1. 推拿治疗本病有确切疗效，能够明显改善症状，甚至彻底治愈，但是治疗时间比较长。

　　2. 学龄前期儿童建议坚持治疗。学龄期儿童建议每周推拿 2 ~ 3 次。本病患儿依从性差，操作有难度，应该进行充分沟通。

　　3. 多关心体谅患儿，对其行为及学习进行耐心的帮助与训练，要循序渐进，不责骂不体罚，稍有进步即应给予表扬和鼓励。

　　4. 训练患儿有规律地生活，起床、吃饭、学习等都要形成规律，不要过于迁就。加强管理，及时疏导，防止攻击性、破坏性及危险性行为发生。

　　5. 保证患儿营养，补充蛋白质、水果及新鲜蔬菜，避免食用有兴奋性和刺激性的饮料和食物。

三、抽动症

　　抽动症即发声和多种运动联合抽动障碍，主要表现为不自主、无目的、反复、快速的一个部位或多部位肌群运动抽动和发声抽动，并可伴发其他行为症状，包括注意力不集中、多动、自伤和强迫障碍等。

　　起病在 2 ~ 12 岁，发病无季节性，男孩发病率较女孩约高 3 倍，病程不一，可自行缓解或加重。

(一)病因病机

本病病因是多方面的,与先天禀赋不足、产伤、窒息、感受外邪、情志失调等因素有关,多由五志过极,风痰内蕴而引发。病位主要在肝,与心、脾、肾密切相关。肝风内动是本病的主要病理特征。

(二)辨证分型

临床可以分为气郁化火证、脾虚痰聚证、阴虚风动证、脾虚肝亢四种类型。

气郁化火证多见面红耳赤,烦躁易怒,皱眉眨眼,张口歪嘴,摇头耸肩,发作频繁,抽动有力,口出异声秽语,大便秘结,小便短赤,舌红苔黄,脉弦数。脾虚痰聚证多见面黄体瘦,精神不振,胸闷作咳,喉中声响,皱眉眨眼,嘴角抽动,肢体动摇,发作无常,脾气乖戾,夜睡不安,纳少厌食,舌质淡,苔白或腻,脉沉滑或沉缓。阴虚风动证多见形体消瘦,两颧潮红,五心烦热,性情急躁,口出秽语,挤眉眨眼,耸肩摇头,肢体震颤,睡眠不宁,大便干结,舌质红绛,舌苔光剥,脉细数。脾虚肝亢证多见肢体瞤动,抽动易惊,努嘴,耸肩,心烦多动,面色萎黄,食纳不振,少华,舌淡少苔。

(三)辨证施推

1. 主病主推

(1)补脾经 3 分钟。

(2)补肾经 3 分钟。

(3)揉二马 2 分钟。

(4)掐揉内劳宫 2 分钟。

(5)捣小天心 1 分钟。

(6)清天河水 3 分钟。

2. 辨证加减

(1)气郁化火证者增加套路如下:

1)退六腑 3 分钟。

2）清小肠 3 分钟。

3）清肝经 3 分钟。

（2）脾虚痰聚证者增加套路如下：

1）揉小横纹 3 分钟。

2）运内八卦 2 分钟。

3）点按脾俞、丰隆 2 分钟。

（3）阴虚风动证者增加套路如下：

1）水底捞月 2 分钟。

2）点按三阴交、肾俞 3 分钟。

（4）脾虚肝亢证者增加套路如下：

1）退六腑 3 分钟。

2）按揉肝俞、脾俞 3 分钟。

（四）推拿心悟

1. 本病为小儿推拿优势病种。推拿治疗尤其对 7 岁以下患儿更好，但治疗时间比较长。也可以教会家长，作为家庭保健。

2. 平时注意合理的教养，并重视儿童的心理状态，保证儿童有规律地生活，培养良好的生活习惯。

3. 关爱患儿，耐心讲清病情，给予安慰和鼓励，不在精神上施加压力，不责骂或体罚患儿。

4. 饮食宜清淡，不进食兴奋性、刺激性的饮料。

5. 注意休息，不看紧张、惊险、刺激的影视节目，不宜长时间看电视、玩电脑和玩游戏机。

第五节

肾系疾病

一、遗尿

遗尿是指 3 岁后经常不能控制排尿或 5 岁后在睡眠中仍时有不自觉的排尿的情况。一般情况下,小儿 1 岁后白天已渐渐能控制小便,随着小儿经脉渐盛,气血渐充,脏腑渐实,知识渐开,排尿的控制与表达能力逐步完善。

(一)病因病机

遗尿多与膀胱和肾的功能失调有关,其中尤以肾气不足、肺脾气虚、心肾失交、肝经郁热为多见。

肾气不足,导致下焦虚寒,气化功能失调,闭藏失司,不能约束水道而遗尿。肺主敷布津液,脾主运化水湿,肺、脾二脏共同维持正常水液代谢。若肺脾气虚则水道制约无权而发为遗尿。心肾失交,水火不济,夜梦纷纭,梦中尿床,或欲醒而不能,小便自遗。肝经郁热,疏泄失司,或湿热下注,移热于膀胱,以致遗尿。

(二)辨证分型

本病可分为肺脾气虚证、肾气不足证、心肾失交证、肝经湿热证四型。

肺脾气虚证多见夜间遗尿,日间尿频而量多,经常感冒,面色少华,神疲乏力,食欲不振,大便溏薄,舌质淡红,苔薄白,脉沉无力。肾气不足证多见寐中多遗,可达数次,小便清长,面白少华,神疲乏力,智力较同龄儿稍差,肢冷畏寒,舌质淡,苔白滑,脉沉无力。心肾失交证多见梦中遗尿,寐不安宁,烦躁叫扰,白天多动少静,难以自制,或五心烦热,形体较瘦,舌质红,苔薄少津,脉沉细而数。肝经湿热证多见寐中遗尿,小便量少色黄,性情急躁,夜梦纷纭或寐中磨牙,性情急躁,目睛红赤,舌质红,苔黄腻,脉滑数。

(三)辨证施推

1. 主病主推

(1)补肾经 3 分钟。

(2)点揉百会 2 分钟。

(3)点揉外劳宫 2 分钟。

(4)温运丹田 3 分钟。

(5)擦腰骶,理膀胱经 2 分钟。

(6)点按膀胱俞 3 分钟。

2. 辨证加减

(1)肺脾气虚证者增加套路如下:

1)补脾经 3 分钟。

2)补肺经 3 分钟。

3)推三关 3 分钟。

(2)肾气不足证者增加套路如下:

1)推三关 3 分钟。

2)点揉肾俞、命门 3 分钟。

(3)心肾失交证者增加套路如下:

1)清心经、清小肠经 3 分钟。

2)清天河水 2 分钟。

3)揉二马 1 分钟。

(4)肝经湿热证者增加套路如下:

1)清肝经 3 分钟。

2)清天河水 2 分钟。

3)清小肠经 2 分钟。

（四）推拿心悟

1. 推拿治疗遗尿有一定疗效,但还是需要配合正确的饮食及家长定时唤醒排尿,养成定时排尿的生物钟。

2. 勿使患儿白天玩耍过度,睡前饮水太多。

3. 白天可饮水,晚餐不进稀饭、汤水,睡前尽量不喝水,中药汤剂也不要在晚间服。

4. 既要严格要求,又不能打骂体罚患儿,消除紧张心理,积极配合治疗。

二、尿频

尿频是以小便频数为特征的疾病。多发于学龄前儿童,尤以婴幼儿发病率最高,女孩多于男孩。

（一）病因病机

尿频的发生,多由于湿热之邪蕴结下焦,也可因脾肾气虚,使膀胱气化功能失常所致,或病久不愈,损伤肾阴而阴虚内热所致。

湿热来源有两个方面:其一为外感,外感湿热或阴部不洁,湿热之邪熏蒸于下;其二为内伤,因小儿脾胃不足,运化力差,内伤乳食,积滞内蕴,化为湿热。湿热之邪客于肾与膀胱,湿阻热郁,气化不利,开阖失司,膀胱失约而致尿频。尿频长期不愈,或小儿先天不足,素体虚弱,病后失调,导致脾肾气虚。肾主闭藏而司二便,肾气虚则下元不固,气化不利,开阖失司;脾主运化而制水,脾气虚则中气下陷,运化失常,水失制约。故无论肾虚、脾虚,均可使膀胱失约,排尿异常,而致尿频。尿频日久不愈,湿热久恋不去,损伤肾阴;或脾肾阳虚,日久阳损及阴,致肾阴不足;或初为阳虚而过用辛温,损伤肾阴;或素为阴虚体质。肾阴不足,虚热内生,虚火客于膀胱,膀胱失约而致尿频。

（二）辨证分型

本病可以分为湿热下注证、脾肾气虚证、阴虚内热证三种证型。

湿热下注证多见起病较急,小便频数短赤,尿道灼热疼痛,尿液淋沥混浊,小腹坠胀,腰部酸痛,婴儿则时时啼哭不安,常伴有发热、烦躁口渴、头痛身痛、恶心呕吐,舌质红,苔薄腻微黄或黄腻,脉数有力。脾肾气虚证多见病程日久,小便频数,滴沥不尽,尿液不清,神倦乏力,面色萎黄,食欲不振,甚则畏寒怕冷,手足不温,大便稀薄,眼睑浮肿,舌质淡或有齿痕,苔薄腻,脉细弱。阴虚内热证多见病程日久,小便频数或短赤,低热,盗汗,颧红,五心烦热,咽干口渴,唇干红,舌苔少,脉细数。

(三)辨证施推

1. 主病主推

(1)清心经 3 分钟。

(2)清小肠 3 分钟。

(3)清天河水 3 分钟。

(4)下推七节骨 1 分钟。

(5)点揉三阴交 2 分钟。

(6)温运丹田 3 分钟。

2. 辨证加减

(1)湿热下注证者增加套路如下:

1)退六腑 3 分钟。

2)水底捞明月 1 分钟。

3)点按推箕门、关元 2 分钟。

(2)脾肾气虚证者增加套路如下:

1)点按外劳宫 2 分钟。

2)推上三关 3 分钟。

3)捏脊 6 ~ 9 遍。

(3)阴虚内热证者增加套路如下:

1)揉二马 2 分钟。

2)点按太溪、昆仑 2 分钟。

(四)推拿心悟

1. 推拿对本病有一定疗效。可以进行膀胱功能训练,延长排尿间隔时间。
2. 注意卫生,常洗会阴与臀部,防止外阴部感染。
3. 勤换尿布和内裤,不穿开裆裤,不坐地玩耍。
4. 湿热下注证多饮水。虚证患儿要增加饮食营养,加强锻炼,增强体质。

三、五迟五软

五迟五软是小儿生长发育障碍的病证。五迟指立迟、行迟、齿迟、发迟、语迟;五软指头项软、口软、手软、足软、肌肉软。五迟五软病证既可单独出现,也可同时存在。

(一)病因病机

本病由于先天禀赋不足、后天调护失当引起。父母精血虚损,或孕期调摄失宜,精神、起居、饮食、药治不慎等致病因素遗患胎儿,损伤胎元之气,或年高得子,或堕胎不成而成胎者,先天精气未充,髓脑未满,脏气虚弱,筋骨肌肉失养而成。分娩时难产、产伤,颅内出血,或生产过程中胎盘早剥、脐带绕颈,或生后护理不当,发生窒息、中毒,或温热病后,因高热惊厥、昏迷造成脑髓受损,或乳食不足,哺养失调,致脾胃亏损,气血虚弱,精髓不充而致生长发育障碍。

(二)辨证分型

五迟、五软多属于虚证,可分为肝肾亏损证、心脾两虚证、痰瘀阻滞证等类型。总体手法以补益、促进大脑发育为根本。

(三)辨证施推

1. **主病主推**
(1)摩揉推振囟门 3 分钟。
(2)推三关 3 分钟。

（3）退六腑 3 分钟。

（4）摩腹 3 分钟。

（5）推振督脉、膀胱经 3 分钟。

（6）点按阳陵泉、足三里 3 分钟。

（7）梳理上下肢 3 分钟。

2. 辨证加减

五软患者增加套路如下：

1）立软者，一手掌托下颏，一手掌扶后颈部，同时用力将患儿上提，使之悬空，双脚刚好能着地为宜，每次 3 ~ 5 分钟。

2）行迟者，施术者双手固定患儿头部，捧头促使患儿前移，迫使患儿抬脚行走，帮助患儿抬脚迈步，每次训练 10 分钟。

3）语迟者，振按风府、哑门 2 分钟。

4）发迟者，头皮扫散法 3 分钟。

5）齿迟者，点按承浆、合谷 2 分钟。

6）头项软者，擦头颈部 3 分钟。

7）口软者，点按足三里、阳陵泉、地仓 3 分钟。

8）手软者，延长梳理（拉、搓、摩）上下肢手法 3 分钟。

9）脚软者，延长梳理（拉、搓、摩）上下肢手法 3 分钟。

10）肌肉软者，搓摩督脉及膀胱经 3 分钟。

（四）推拿心悟

1. 推拿对本病有缓解作用，但本病病程较长，应该长期坚持治疗，建议教会家长，作为家庭日常保健。

2. 大力宣传优生优育知识，禁止近亲结婚，婚前进行健康检查，以避免发生遗传性疾病。

3. 孕妇注意养胎、护胎，加强营养，不乱服药物。

4. 重视功能锻炼，加强智力训练教育。

5. 加强营养，科学调养。

其他疾病

一、矮小症

在相似生活环境下,同种族、同性别和同年龄的个体身高低于正常人群平均身高 2 个标准差或低于第 3 百分位数者,属于矮小范畴,临床应该引起高度关注。古代文献,矮小患者,历来有之。学者多将本症归为侏儒、五迟、五软、胎弱、胎怯、虚劳、童子痨、天宦等疾病。

(一)病因病机

矮小症病因无非内外两端,总体归为先天不足和后天失养。外因多为饮食不调、情志抑郁等,内因多为先天肾精不足,后天脾胃虚弱而致正气不足,可责之于脾、肾。

现代医学认为本病病因较多,具体机制尚不明确,大体可以分为非内分泌缺陷性矮小、生长激素缺陷矮小、颅脑损伤矮小、脑浸润病变及精神心理性等其他矮小五大类。生长轴的紊乱是主要致病机制。

(二)辨证分型

本病多责之在脾、肾,大体可以分为脾气虚弱、肾精不足两类。脾气虚弱证多见身矮,食纳不佳,面黄,头发枯,出汗,易感冒,怕冷,不喜动,齿乱,腹脂积,舌淡,苔薄腻等。肾精不足证多见身材矮小,身体瘦小,头发不荣,牙齿不齐,怕冷,舌淡,苔薄白,脉沉细。

(三)辨证施推

1. 主病主推

(1)补脾经 3 分钟。

(2)补肾经 3 分钟。

(3)揉板门 3 分钟。

(4)点按中脘、足三里 3 分钟。

(5)摩腹 3 分钟。

(6)捏脊 6 ~ 9 遍。

2. 辨证加减

(1)偏脾气虚弱证者增加套路如下:

1)运内八卦 3 分钟。

2)掐揉四横纹 1 分钟。

(2)偏肾精不足证者增加套路如下:

1)推下七节骨 3 分钟。

2)点按肾俞、脾俞、三阴交 3 分钟。

(四)推拿心悟

1. 推拿在改善饮食、睡眠、二便有确切的效果。治疗本病有一定的疗效,且安全。

2. 本病可以分为生理性矮小与病理性矮小两大类。生理性矮小多为边缘性矮小、临界性矮小,多因饮食、营养、睡眠、疾病等因素造成,推拿效果良好。对于生长激素缺乏症等内分泌紊乱及遗传代谢造成的矮小,推拿疗效不佳。

3. 推拿期间,嘱咐患儿均衡饮食,以优质蛋白为主,适当运动,保证充足的睡眠。

二、儿童肥胖症

儿童多因遗传、进食过多、行为不当等因素造成营养过剩而致肥胖,称为儿童肥胖症,或称儿童单纯性肥胖症。儿童肥胖症多为人体内脂肪细胞增多或脂肪细胞体积增大,或者两种情况同时存在,导致体内脂肪成分显著增高。肥胖分两大类,无明显病因者称单纯性肥胖症,儿童大多数属此类;有明显病因者称继发性肥胖症,常由内分泌代谢紊乱、脑部疾病等引起。本节论述的肥胖症为单纯性肥胖症。

(一)病因病机

引起肥胖的原因很多,主要与饮食不节、劳逸失常、先天禀赋以及脏腑功能失调等相关。本病的病位主要在脾、胃,病性多为本虚标实。病理特点有"肥人多痰湿""肥人多气虚""肥人多阳虚""肥人多血瘀"。

本病多本虚标实,以虚为本,气虚为主,无以推动乃致津液化痰,停留于肌肤,久而化浊,甚者成瘀,虚痰瘀甚,其力顽固。本病虚实夹杂的特点是无纯气虚,无纯阳虚,多为兼证,少为单纯,多为复杂。

(二)辨证分型

本病可分脾虚痰阻、胃热湿阻、脾肾两虚三型,脾虚痰阻者多见肢体虚胖、困重,疲乏无力,少气懒言,纳差,腹满,小便少,舌质淡红,苔白腻,脉沉缓。胃热湿阻者多见肥胖臃肿,消谷善饥,肢体困倦,头胀眩晕,懒言少动,舌苔黄腻,脉滑数。脾肾两虚者多见肥胖虚浮,疲乏无力,腰膝酸软,畏寒肢冷,舌质淡红,苔白,脉沉缓无力。

(三)辨证施推

1. 主病主推
(1)补脾经 3 分钟。
(2)推拿肩背 3 分钟。
(3)摩腹 3 分钟。
(4)点按中脘、足三里、丰隆 3 分钟。
(5)顺经推擦四肢 3 分钟。

(6)捏脊 6 遍。

2. 辨证加减

(1)偏脾虚痰阻证者增加套路如下：

1)运内八卦 3 分钟。

2)推大肠 2 分钟。

(2)偏胃热湿阻证者增加套路如下：

1)清胃经 3 分钟。

2)退六腑 3 分钟。

3)掐揉四横纹 1 分钟。

(3)偏脾肾两虚证者增加套路如下：

1)补肾经 3 分钟。

2)推上七节骨 3 分钟。

3)推三关 2 分钟。

(四)推拿心悟

1. 推拿治疗本病有疗效,且不容易反弹,但是一定要有足够的疗程。家长可以学会,在家操作。

2. 调节期间一定要合理饮食,纠正不良习惯,适当增加运动。

3. 养成良好的生活习惯,增加自律性。

三、肌性斜颈

肌性斜颈多指一侧胸锁乳突肌挛缩造成患儿头偏向患侧,下颏转向健侧位特征的疾病,属于中医"筋伤""筋缩"等范畴。发病率在 1% ~ 2%,多为先天性,极个别是因为骨性斜颈、视力障碍的代偿姿势性斜颈和颈部肌麻痹导致的神经性斜颈。

(一)病因病机

本病病因及相关机制尚不明确,可能因分娩时产道受伤出血,血肿机化形成挛缩,或因胎儿头位不正,阻碍一侧胸锁乳突肌血运供给,引起该部肌肉缺血性所致。中医多认为是瘀血阻滞,气机受阻,津液不足,继而成痰,痰瘀互结而致挛缩。

(二)辨证分型

本病基本病机为痰瘀阻滞,可分为气滞血瘀、痰瘀互阻两型,推拿多采用活血化瘀,消肿散结治法。本病主张分阶段、分阶梯、分手法治疗。

(三)辨证施推

本病根据基本病机制定推拿套路方案,共分为 3 个阶段,即适应性治疗阶段、综合性治疗阶段、评估性治疗阶段。

具体操作手法详见第四章常见小儿推拿手法第四节常用套路二、小儿斜颈套路。

(四)推拿心悟

1. 推拿治疗为本病首选治疗方法,具有确切的疗效。
2. 年龄越小,推拿治疗效果越好。一般小儿出生 10 天后就可以进行治疗。
3. 本病治疗时间较长,一定要足够疗程。
4. 极其少数的患儿,经过推拿治疗后,未见明显改善,可以择期手术。

四、儿童近视

儿童近视指患儿眼睛在不使用调节时,平行光线通过眼的屈光系统屈折后,焦点落在视网膜之前的一种屈光状态,表现为视近物清楚,视远物模糊。属于中医的"能近怯远""近觑"范畴。

(一)病因病机

本病多为先天禀赋不足,或后天发育不良、脏腑失养,或用眼不当、久视伤血等。其病机主要为肝肾不足、气血亏虚、心阳不足,致使目失所养,甚至目络瘀阻。

(二)辨证分型

本病可以分为肝肾不足、气血亏虚、心阳不足三种类型。肝肾不足者多见视力减退,目视昏暗,伴腰酸、耳鸣,舌红脉细等。气血亏虚者多见视力下降,视物模糊,双目疲劳,神疲乏力,食纳不馨,大便溏稀,舌淡,脉弱无力等。心阳不足者多见视力减退,视物不清,形寒肢冷,面色无华,瞳仁无神,心悸不宁,气短乏力,舌红少苔,脉弱等。

(三)辨证施推

1. 主病主推
(1)补心经 3 分钟。

(2)补肾经 3 分钟。

(3)清肝经 3 分钟。

(4)点按印堂、阳白、头维、神庭、上星、睛明、攒竹、鱼腰、太阳、四白,每穴半分钟。

(5)分推双眼眶 3 分钟。

2. 辨证加减
(1)偏肝肾不足证者增加套路如下:

1)揉二人上马 3 分钟。

2)推下七节骨 3 分钟。

3)点按肾俞、三阴交、太溪、涌泉 4 分钟。

(2)偏气血亏虚证者增加套路如下:

1)补脾经 3 分钟。

2)点按中脘、足三里、三阴交 3 分钟。

(3)偏心阳不足证者增加套路如下:

1)捣小天心 1 分钟。

2)振百会 1 分钟。

3）推上三关 3 分钟。

（四）推拿心悟

1. 早在清朝就有专门眼科推拿。推拿对本病有良好疗效。
2. 眼保健操融合了推拿手法，患儿平素应该坚持做眼保健操。
3. 一定要科学用眼，专注学习 1 个小时，一定要保持眼睛休息 10 分钟。

五、儿童鼻炎

儿童鼻炎是指因鼻腔黏膜和黏膜下组织炎症导致鼻塞、流涕、打喷嚏等鼻部症状，属于中医"鼻渊""脑漏""脑渊"等范畴。西医有急、慢性之分，急性鼻炎与急性上呼吸道感染有关，约 5% 患儿迁延不愈，转为慢性。

（一）病因病机

鼻炎主要病因有风邪犯肺、肺脾气虚及气滞血瘀三个方面，总体以肺气不足、风邪犯肺为基本原因。初始风邪夹杂寒邪、热邪而入肺卫，导致风寒犯肺、风热犯肺，肺失清肃，气机受阻，鼻窍不通。外邪屡犯，迁延不愈，邪毒入脉，壅滞气血，导致气滞血瘀。

（二）辨证分型

本病总体可以分为风邪犯肺、肺脾气虚及气滞血瘀三型。风邪犯肺者多见鼻塞，流涕，头痛，嗅觉不灵，甚至不闻香臭，热者伴有稠涕，咽痛，舌红苔薄黄，脉数等；寒者伴有头痛恶寒，清涕，舌淡苔薄白，脉浮等。肺脾气虚者多见鼻塞，迁延不愈，少气懒言，容易感冒，纳差，便溏，舌淡苔白，脉沉细等；气滞血瘀者多见鼻塞甚，持续不解，鼻涕难出，鼻音重，嗅觉迟钝，舌质暗红，脉弦涩等。

(三)辨证施推

1. 主病主推

(1)黄蜂入洞 3 分钟。

(2)揉二人上马 3 分钟。

(3)清补肺经 3 分钟。

(4)按揉迎香 3 分钟。

(5)擦鼻 1 分钟。

2. 辨证加减

(1)偏风邪犯肺证者增加套路如下:

1)风热者,清天河水 3 分钟,揉一窝风 3 分钟。

2)风寒者,上推三关 3 分钟,揉一窝风 3 分钟。

(2)偏肺脾气虚证者增加套路如下:

1)补脾经 3 分钟。

2)揉板门 2 分钟。

3)运内外八卦 3 分钟。

(3)偏气滞血瘀证者增加套路如下:

1)擦山根 1 分钟。

2)揉人中 1 分钟。

3)点按双侧合谷 2 分钟。

(四)推拿心悟

1. 推拿治疗本病依从性好,见效快。

2. 积极预防感冒、鼻炎,平素坚持锻炼,增强体质。

3. 配合穴位贴敷,如鼻炎贴、鼻鼽贴、三伏贴、三九贴等,疗效会更好。

4. 可以进行屏气练习,或猛吸一口气,捏住鼻子,使劲擤鼻子,突然放开。如此反复锻炼。

六、臂丛神经损伤

臂丛神经损伤又称为臂麻痹，是指出生时由于胎儿体重较大，胎位不正，或接生失误等原因造成臂丛神经损伤的病症。临床以上肢完全或部分麻痹、功能障碍为特征。属于中医"痿证"范畴。

(一)病因病机

臂丛神经损伤与难产、巨大儿、臀位和横位等胎位不正及宫缩乏力有关。中医认为该病为产伤、受寒等致经脉受损，血液不循常道，瘀而成痹，废而不用，肌肉萎缩，功能障碍，筋骨失养而致。

(二)辨证分型

本病基本病机为寒凝瘀滞，采用活血化瘀，舒经通络的治疗方法，无特殊分型。

(三)辨证施推

根据基本病机，确立治法和治疗套路。

1. 拿揉颈夹脊与肩井 3 分钟。

2. 点揉缺盆 2 分钟。

3. 点揉锁骨下 2 分钟。

4. 点按云门、中府 2 分钟。

5. 扣拨极泉 1 分钟。

6. 点按小海、曲池、手三里、合谷 4 分钟。

7. 点揉振棘突间、棘突旁和患侧肩胛骨区域 3 分钟。

8. 梳理上肢 3 分钟。

(四)推拿心悟

1. 推拿是治疗小儿臂丛神经损伤的良好方法，具有确切的疗效。

2. 手法宜轻柔，切忌粗暴。

3. 被动运动要缓和,切忌硬扳强拉。

七、脑性瘫痪

脑性瘫痪是指出生前至出生后 1 个月内由于各种原因引起的非进行性中枢性运动功能障碍,可以伴有智力低下、惊厥、听觉与视觉障碍及学习困难等多种脑部症状的脑损伤后遗症。中医属于"五迟""五软""五硬""痿证""痴呆"等范畴。

(一)病因病机

本病病因包含先天因素和后天因素。先天因素有父母精血虚损,或年高得子,孕妇孕期调摄失宜,或药物损伤胎元;后天因素多责之分娩难产、产伤等。基本病机为髓海不满,脑发育障碍。

(二)辨证分型

本病可以分为肝肾亏损、心脾两虚、痰瘀阻滞、脾虚肝旺四种类型。肝肾亏损者多见筋骨痿弱,发育迟缓,五迟、五软、五硬,伴有惊惕,夜啼,烦躁,肢体强直,关节屈伸不利,舌淡,少苔,脉沉细无力等。心脾两虚者多见肌肉松弛,五软明显,智力低下,神情倦怠,咀嚼无力,唾液多,面白无华,纳差,便溏,舌质胖,少苔,脉细弱等。痰瘀阻滞者多见五硬,肢体麻木不遂,关节强硬,屈伸不利,语言不利,耳窍不聪,反应迟钝,步态不稳,吞咽困难,舌胖有瘀点,脉沉涩等。脾虚肝旺者多见手足震颤,肢体扭转,表情怪异,四肢抽动,动作时止,口角流涎,面色萎黄,神疲乏力,不思饮食,大便溏稀,舌淡,苔白,脉弦细等。

(三)辨证施推

1. 主病主推
(1)头面四大手法 3 分钟。
(2)摩按振弹囟门 3 分钟。
(3)鸣天鼓 1 分钟。

(4)黄蜂入洞 2 分钟。

(5)推揉督脉、膀胱经、点按华佗夹脊穴 3 分钟。

(6)搓揉振四肢 3 分钟。

(7)点按手三里、足三里 2 分钟。

2. 辨证加减

(1)肝肾亏损证者增加套路如下：

1)点按肝俞、肾俞、悬钟、太溪 4 分钟。

2)揉二马 3 分钟。

(2)心脾两虚证者增加套路如下：

1)补脾经 3 分钟。

2)补心经 3 分钟。

3)点揉心俞、脾俞、神门 3 分钟。

(3)痰瘀阻滞证者增加套路如下：

1)掐揉五指节 1 分钟。

2)点按外劳宫、涌泉、阴陵泉、血海、膈俞、丰隆 6 分钟。

(4)脾虚肝旺证者增加套路如下：

1)补脾经 3 分钟。

2)清肝经 3 分钟。

3)点按风池、外劳宫、太冲 3 分钟。

(四)推拿心悟

1. 推拿治疗有一定疗效,尤其是 6 岁以下的患儿。但是治疗时间长,一定得有耐心。家长可以自学,在家操作。

2. 本病宜早发现、早诊断、早治疗,应该适当配合康复治疗。

3. 本病配合针灸、膏方,可以增加疗效。

4. 除了推拿手法治疗还应该配合矫形手法。

八、夜啼

夜啼指患儿白天能安静入睡,夜里啼哭不安,时哭时止,或每夜定时啼哭,甚至通宵达旦的一种病症。民间俗称"夜哭郎"。本病多见半岁以内的婴幼儿。多数预后良好。

(一)病因病机

本病多由脾寒、心热、惊恐引起。基本病机是心肝偏旺,心神不宁。

(二)辨证分型

本病可以分为脾寒、心热、惊恐三种证型。脾寒者多见啼哭时哭声低弱,时哭时止,睡喜蜷曲,腹喜摩按。四肢欠温,吮乳无力,胃纳欠佳,大便溏薄,小便较清,面色青白,唇色淡红,舌苔薄白,指纹多淡红。心热多见啼哭时哭声较响,见灯尤甚,哭时面赤唇红,烦躁不宁,身腹俱暖,大便秘结,小便短赤,舌尖红,苔薄黄,指纹多紫。惊恐多见夜间突然啼哭,似见异物状,神情不安,时作惊惕,紧偎母怀,面色乍青乍白,哭声时高时低,时急时缓,舌苔正常,指纹色紫,脉数,山根发青。

(三)辨证施推

1. **主病主推**

(1)开天门、推坎宫、运太阳、掐揉耳后高骨(头面四大手法)5 分钟。

(2)心肝同清 5 分钟。

(3)清肺经 5 分钟。

(4)揉五指节 1 分钟。

(5)掐五指节、精威各 5 次。

(6)黄蜂入洞 1 分钟。

2. **辨证加减**

(1)脾寒证者增加套路如下:

1)补脾经 3 分钟。

2）揉外劳宫 3 分钟。

3）摩腹 3 分钟。

4）点按足三里 1 分钟。

(2) 心热证者增加套路如下：

1）清心经 3 分钟。

2）清天河水 3 分钟。

3）揉内劳宫 3 分钟。

(3) 惊恐证者增加套路如下：

1）清心经 3 分钟。

2）推攒竹 1 分钟。

3）掐、捣小天心 1 分钟。

(四) 推拿心悟

1. 新生儿及婴儿常以啼哭表达要求或痛苦，饥饿、惊恐、尿布潮湿、衣被过冷或过热等均可引起啼哭。此时若喂以乳食、安抚亲昵、更换潮湿尿布、调整衣被厚薄后，啼哭可很快停止，不属病态。

2. 新生儿完全可以进行推拿，我们在临床上大量多次应用，安全有效。现代医学的婴儿抚触疗法与小儿推拿疗法有异曲同工之妙。

3. 不宜养成怀抱婴儿睡觉的习惯，不宜通宵开灯，要培养小儿良好的睡眠习惯。

九、新生儿呕吐

新生儿常发生呕吐，轻者溢乳，重者呕吐量多，甚至从口鼻涌出或喷出，将胃内容物全部吐出。

(一) 病因病机

一方面由于内伤乳食、惊吓、过敏及其他疾病导致呕吐；另一方面，与新生儿胃呈水平位，贲门松弛等解剖特性有关。中医认为呕吐由胃失和降，胃气上逆引起。病因大体可分为感受外邪、乳食不节、脾胃虚弱或乳母过食寒凉生冷、惊吓等。

（二）辨证分型

本病在新生儿多分伤乳吐、热吐、寒吐。伤乳者吐多见呕吐酸臭，口中异味，腹胀满，大便酸臭；热吐者多食入即吐，身热口渴，烦躁不安，大便臭秽；寒吐者多见稍多食即吐，四肢欠温，腹痛喜暖。

（三）辨证施推

1. 主病主推

（1）清胃经3分钟。

（2）运内八卦3分钟。

（3）补脾经3分钟。

（4）横纹推向板门3分钟。

（5）点按中脘、足三里、天枢3分钟。

（6）分腹阴阳3分钟。

2. 辨证加减

（1）伤乳者增加套路如下：

1）苍龙摆尾10遍。

2）掐揉四横纹10遍。

3）揉乳根乳旁2分钟。

（2）热吐者增加套路如下：

1）推天柱骨3分钟。

2）退六腑3分钟。

3）清大肠2分钟。

4）推下七节骨100次。

（3）寒吐者增加套路如下：

1）揉外劳宫3分钟。

2)推三关 3 分钟。

3)揉一窝风 3 分钟。

(四)推拿心悟

1. 小儿推拿对于新生儿呕吐具有较好疗效,在排除其他器质性病变后,可以作为首选方法。

2. 保持大便通畅对于呕吐的防治具有良好作用。

3. 呕吐施用手法后,不宜立马进食,应在推拿半小时后开始喂奶,或者进食少许米汤、容易消化的食物。

4. 若是咳嗽引起的呕吐,主要需要治疗咳嗽。

5. 呕吐新生儿宜侧卧位睡眠。

6. 呕吐新生儿哺乳宜少量多次。

52检